ESSAI
SUR LA SANTÉ,
ET
SUR LES MOYENS
DE PROLONGER LA VIE.

*Traduit de l'Anglois de M. CHEYNE,
Docteur en Medecine, & Membre de
la Societé Royale de Londres.*
Par M. * * *

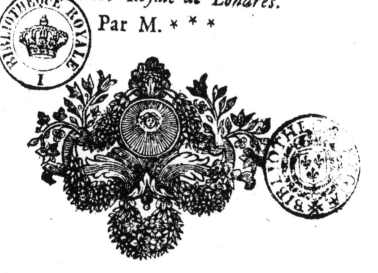

A PARIS,
Chez ROLLIN, Quay des Augustins, à la
descente du Pont S. Michel, au Lion d'Or.

M. DCC. XXV.
Avec Approbation & Privilege du Roi.

PRE'FACE.

COmme il eſt probable que c'eſt ici la derniere fois que je me preſenterai au Public, je me regarde en quelque maniere obligé de lui rendre compte de moi, commeAuteur, avant que de mourir, en tàchant de faire voir que ſi j'ai offenſé quelqu'un, ce n'a pas toujours été par préſomption, par vanité, ou par une humeur badine. Le premier Eſſai que je hazardai, fut au ſujet de mon ſavant Maître, & mon genereux ami le Docteur Pitcarn. Il ſe crut maltraité par quelques-uns de la Fa-

culté, qui alors se faisoient
une guerre intestine au sujet des Fievres; & il s'ima-
gina que la voie la plus honnête de les ranger à leur
devoir, etoit de produire des
raisons plus plausibles de cette maladie, qu'aucun d'eux
n'avoit fait. Les occupations
que lui donnoit alors la pratique de la Medecine etoient
si grandes, qu'elles ne lui
laissoient pas du temps suffisamment pour un pareil travail. C'est pourquoi il me
joignit à deux autres, pour
concerter & conduire l'affaire, & il se reserva le droit de
couper & de trancher, &
d'ajouter la pratique. Mon
emploi fut la theorie. Il n'y

avoit pas longtemps que j'é-
tois dans le Corps, & je de-
meurois en Province. Mais
en peu de jours je finis ma tâche ; & cet Ouvrage paroît à
prefent, fous le titre de *Nouvelle Theorie des Fievres*.
Les autres, ou fupprimerent
ou oublierent la partie dont
on les avoit chargés: la mien-
ne fut envoyée à l'Impri-
meur, fans y rien changer
que peu de mots. je ne pus
refifter à l'ordre de mon ami,
mais je ne voulois pas que
mon nom parût, étant per-
fuadé que ç'étoit un Ouvrage mal digeré & fans experience. Il y a des chofes qui
peuvent être utiles aux Com-
mençans, tant par rapport

à la methode de difcourir
de l'œconomie animale, que
par rapport à la maniere de
l'operation des plus grandes
Medecines.

A l'égard des fondemens
& des caufes des Fievres lentes & aigües que j'y ai expliquées, je les crois encore juftes & folides, & plus particulieres & plus déterminées
que celles d'aucune autre
theorie qui ait eté publiée.
Mais cet effai a befoin de
tant de changemens & d'ad-
ditions, pour être fini, qu'il
me coûteroit plus de peine
& plus de travail, que d'é-
crire un nouveau Traité fur
le même fujet : de forte que
par pure pareffe & par l'indif-

ference que j'ai pour l'ouvrage, je m'en fuis débarraffé
comme d'un fruit qui n'eft
pas meur, & je l'ai autant ne-
gligé, que s'il n'avoit jamais
eté.

Mon fecond Traité fut un
Livre de Geometrie abftraite
& d'Algebre dont le titre eft,
Methodus Fluxionum In-
verfa, que l'ambition en-
fanta, & que la vanité mit
au jour. Il y a quelque chofe de tolerable pour le tems,
où les methodes de Quadra-
tures, le mefurage de raifon, & la transformation des
courbes, dans des lignes
d'autres efpeces, n'étoient
pas pouffées fi loin qu'elles
le font à préfent. Mais il y a

long-temps, que j'ai eté obligé d'abandonner ces études
creufes & fteriles, pour m'attacher à des fpeculations plus
effentielles & plus convenables: il ne convient qu'à des
Profeffeurs publics, & à ceux
qui font nés avec du bien,
& qui n'ont aucune neceffité exterieure, de s'adonner à
des contemplations fi char-
mantes. D'ailleurs, pour a-
vouer une grande mais fâ-
cheufe verité, quoi qu'elles
puiffent exciter & avancer
l'invention, fortifier & étendre l'imagination, perfectio-
ner & rafiner la raifon; quoi
qu'elles foient utiles dans le
rafinement neceffaire & ex-
ceffif des Arts méchaniques;

cependant comme elles ne tendent point à rectifier la volonté, à adoucir le temperament, ou à réformer le cœur, elles laiffent fouvent une opiniâtreté, une confiance, & une fuffifance dans les efprits foibles, beaucoup trop pernicieufes à la Societé & aux interêts de la grande fin de notre être, pour que tous les avantages qu'elles apportent puiffent les recompenfer. Ce font des inftrumens trop tranchans pour être confiés en d'autres mains, qu'en celles de ceux qui ont le cœur humble, l'efprit foumis, & qui font d'un temperament fobre & docile. Car elles font tres-propres à produire

dans les autres un orgœuil
secret & rafiné, une vanité
préfomptueufe & infuppor-
table : (l'efprit le plus oppo-
fé à celui de l'Evangile, que
je puis croire fans choquer
perfonne être la meilleure
difpofition de l'efprit) elles
les tentent de préfumer qu'ils
ont acquis une efpece de
fcience univerfelle, eu égard
à ceux qui n'ont pas pouffé
leurs connoiffances fi loin ;
de s'ériger en hommes in-
faillibles, ou au moins en
juges décififs, même dans
des matieres qui n'admet-
tent pas le *plus* ou le moins,
dont ils fe fervent fi fouvent
comme font celles qui re-
gardent *l'Auteur infini* de

notre être. Perfuadé en toute maniere, de ma propre foibleffe, il y a long-temps que je ne m'attache à ces études, qu'autant qu'elles fervent à m'amufer, ou qu'elles font utiles dans les neceffités abfolues de la vie.

Je fis enfuite la deffenfe de ce Livre, contre le favant & le fubtil M. de Moivre; mais je la fis dans un efprit de legereté & de reffentiment. Je fouhaiterois ne l'avoir jamais faite, & je la retracte tres-fincerement, en tant qu'elle eft perfonnelle & choquante, & je lui en demande pardon à lui & au Public; comme je le demande pour la deffenfe des Dif-

fertations du Docteur Pitcarn, & pour la nouvelle
Theorie des Fievres, contre
le feu Docteur Oliphant
homme d'efprit & favant.
je condamne & détefte de
tout mon cœur toutes les reflexions perfonnelles, **tous
les tours incivils & malins**,
& toutes les expofitions fauffes & injuftes, comme mef-
feantes à des Gentilshom-
mes, à des favans, & à des
Chretiens ; je défapprouve
ces deux Ouvrages, autant
qu'il eft en mon pouvoir,
dans toutes les chofes qui
n'ont pas une relation fimple & exacte au fujet.

La premiere partie des
principes Philofophiques,

celle de la Religion naturelle, confifte fimplement en des difcours & des lectures de Philofophie naturelle, & de fes confequences à l'égard de la Religion naturelle : ces dif- cours & ces lectures furent faites par occafion au Duc de Roxburgh, qui fait à pre- fent un fi bel ornement de fon pays, & des grands em- plois qu'il poffede. Ces livres lui furent dédiés... je crus qu'ils pourroient être utiles aux autres jeunes Gentils- hommes, qui, pendant qu'- ils apprendroient les elémens de la Philofophie naturelle, pourroient par ce moyen s'inftruire infenfiblement des principes de la Religion na-

turelle. Et conformément à
mes vues , on s'eft fervi à
ce deffein , & on fe fert encore de cette premiere Partie
dans les deux Univerfités.
Pour cette raifon je ne man-
querai pas dans l'occafion
de la perfectionner , par toutes les nouvelles découver-
tes que l'on fera dans la Philofophie experimentale , ou
dans les caufes naturelles &
finales des chofes ; de forte
que je la laifferai la moins
imparfaite en fon genre, qu'il
me fera poffible.

La feconde Partie des principes Philofophiques ; à fçavoir , celle de la Religion re-
velée , fut ajoutée dans la fuite pour faire voir que nous

ne connoiſſons la nature en
partie que par analogie, ou
par les rapports des choſes,
& non pas par leur nature
reelle, & leur ſubſtance, ou
leurs principes interieurs: que
cette methode d'analogie
nous pouvoit porter à conclure que les attributs ou les
qualités de l'Etre Suprême,
abſolu & infini, ſont en quel-
quemaniere analogiques aux
proprietés ou qualités des
êtres finis, mais ſeulement
en la maniere & avec la proportion que la difference
entre l'infini & le fini re-
quiert; & que pour cette raiſon, n'étant pas capables de
connoître preciſément ces
differences, nous devons pu-

rement, fimplement, & fans raifonner, croire ce qui nous eft revelé touchant la nature de l'Etre infini ; ou porter notre raifon à fe foumettre aux Mysteres de la Foi. Ce n'eft pas à moi à dire quel a eté le fuccês de cet Ouvrage. Comme la fin étoit honnête, je fuis feur que les grands principes, & les propofitions fondamentales font juftes & veritables. On peut les éclaircir & les expliquer un peu davantage : mais je n'ai point encore trouvé de raifon qui m'obligeât à retracter quelque chofe d'effentiel ; autrement je l'aurois tres-certainement fait.

L'Effai fur la Goute & fur

le Bain fut publié par pur hazard. Le premier extrait n'étant, comme je le dis dans cet Ouvrage, qu'un Ecrit adreſſé à un Gentilhomme, mon ami, & mon malade affligé de la goute, je l'augmentai pour des raiſons differentes, & je le publiai pour empêcher qu'on ne le pillât, pluſieurs copies en ayant eté données à d'autres qui étoient attaqués du même mal. j'ai la ſatisfaction de ſavoir de pluſieurs perſonnes differentes, qu'il a fait beaucoup de bien à un grand nombre de gens affligés & infirmes ; c'eſt pourquoi je continuerai de le perfectionner autant que mon peu de capacité le permettra.

je viens maintenant à cette derniere production ; que je n'ai faite que par occasion, comme la premiere. Mon bon & digne ami, aujourd'hui Maître des Rolles, étant venu l'Automne dernier à Bath pour y fortifier sa santé, me pria en partant de lui donner quelques instructions par écrit pour le diriger dans la conduite de sa santé à l'avenir, & la maniere de maintenir ses esprits libres & pleins, dans les grandes affaires qui l'occupent. j'étois alors dans l'embarras que nous donne le temps des Bains, & il m'étoit impossible de repondre à son attente aussi-tôt, que

son merite, & l'eſtime ſin-
cere que j'ai pour lui le de-
mandoient. je me crus donc
obligé auſſi-tôt que j'eus le
loiſir, de faire voir mon exactitude à obeir à ſes ordres.
Premierement, je mis en ordre la plûpart de ces Regles,
qui ſont à la fin des Chapitres differens ; mais aprês
quelques reflexions, je crus
que ce n'etoit pas avoir aſſés
d'égard à ſa capacité & à
ſon bon goût à juger des raiſons des choſes, de lui pre-
ſcrire des directions ſimples
& ſeches dans des matieres
de ſi grande importance. j'a-
joûtai donc les raiſons Philoſophiques de ces Regles, qui
font le corps des Chapitres

mêmes. Il souhaita, par l'a-
mour qu'il a pour ses Con-
citoyens (amour qui eſt une
des brillantes parties de ſon
caractere, & qui, comme je
dois le croire, en a impoſé
dans cette occaſion, ſeul à
ſon excellent jugement.) Il
ſouhaitta, dis-je, que ces
Regles & ces raiſons fuſ-
ſent rendues publiques. C'eſt
pour cela que pluſieurs choſes y ont eté ajoutées depuis, pour rendre le tout
d'un uſage plus general. S'il
y a donc quelque choſe de
tolerable dans ce Traité, ou
ſi quelqu'un en reçoit de l'u-
tilité, on le doit entierement
à cette perſonne de merite
pour laquelle on l'avoit uni-

quement entrepris , & à la
follicitation de laquelle on
l'a publié.

j'ai remarqué long-temps
& fouvent, avec beaucoup
de compaffion & de regret,
que plufieurs perfonnes tres-
favantes , ingenieufes , &
même vertueufes, qui étant
foibles & délicates (comme
elles le font ordinairement)
ont fouffert jufqu'à la derniere extrémité faute d'un
regime de vivre convenable,
& d'autres Regles generales
pour la fanté. Elles avoient
affés de bon fens pour com-
prendre la force & la neceffité de femblables Regles ; elles faifoient affés de cas de la
fanté , & meprifoient affés

les satisfactions sensuelles en
comparaison des plaisirs de
l'esprit, pour pouvoir & vou-
loir s'abstenir de tout ce qui
est nuisible, se refuser les choses que leurs appetits souhai-
toient, & se conformer aux
Regles faites pour se maintenir dans un degré tolerable de santé, de contentement, & de liberté des esprits : mais ne sçachant pas
comment se regler, de quoi
s'abstenir, ni de quoi elles
devoient user, ce qu'elles
devoient s'interdire, ou ce
qu'elles se pouvoient permettre ; elles ont souffert jusqu'aux agonies mortelles,
elles qui auroient coulé leurs
vies dans un contentement

& un repos paſſable, ſi elles avoient eté mieux dirigées & mieux inſtruites. C'eſt uniquement pour ces perſonnes que le Traité ſuivant eſt deſtiné. Les robuſtes, les incontinens, les amis de la bouteille, les débauchés, & les abandonnés, n'ont rien à faire ici; leur temps n'eſt pas encore venu. Mais j'eſpere que les gens maladifs & les vieillards, les perſonnes ſedentaires, & ceux qui s'appliquent à l'étude, ceux qui ont les nerfs foibles, & les Savans; ſi Dieu benit ce Traité ſuivant, pourront ſe mettre en état de pourſuivre leurs études & leurs emplois avec une ſeureté & une

application plus grande, &
cependant conferver leur
fanté, la liberté des efprits
plus entiere & plus long-
temps. Mais je fuis moralement certain, que fi j'avois
connu il y a trente ans, &
que j'euffe eté auffi convain-
cu de la neceffité des Regles
qui font décrites ici, que je
le fuis à prefent, j'aurois
moins fouffert, & la liberté
des efprits auroit eté plus
grande que celle dont j'ai
joui. Mais tout ce qui eft
arrivé eft bon, excepté les
erreurs & les fautes de nos
volontés libres. je n'ai omis
aucun moyen utile que je
fache pour conferver la fanté & prolonger la vie, ni

aucune

aucune coutume pernicieu-
se que je n'aye marquée ; &
j'ai donné les raisons les plus
claires, les plus familieres, &
les plus pressantes que j'ai
pu pour les Regles que j'ai
prescrites ici. La plûpart de
mes argumens (comme il
étoit necessaire) sont tirés de
l'œconomie & des fonctions
animales : En les expliquant
je n'y ai mêlé de subtilité qu'-
autant que l'état present de
la Philosophie naturelle le
pouvoit permettre. Je me
suis souvent contenté de faits
clairs & communs pour rendre compte des apparences
& des precautions qui en
sont déduites ; je pouvois,
selon le goût de notre siecle,

b

me jetter dans les specula-
tions subtiles de Metaphysi-
que ou de Mathematique;
mais je me suis contenté de
philosopher *craßo modo*;
parce que nous ne serons jamais capables de faire des
recherches assés parfaites des
Ouvrages du Tout-puissant,
pour penetrer dans la nature
interne des choses.

Dans les regles suivantes,
les raisons, & la Philosophie
sur lesquelles je les fonde,
je n'ai consulté que ma propre experience, & mes Re-
marques sur ma constitution
foible, caduque, & sur les
infirmités des autres que j'ai
traitées; de sorte que s'il y a
quelque chose d'emprunté

d'ailleurs, elle s'eſt preſentée
à moi comme mon propre
bien. Mais j'ai abregé ces raiſons Philoſophiques, autant
que les autorités le permettent. Ce n'eſt pas que pluſieurs Auteurs particuliers,
& tous ceux qui ont ecrit
des ſyſtêmes de Phyſique,
n'ayent traité le même ſujet :
mais, outre que leurs regles
ne s'accordent pas ſouvent
avec la raiſon, ou ſont contraires à l'experience ; ils les
ont expoſées dans des termes ſi generaux, ſi indeter-
minés, ſi indefinis, qu'il n'y
a que peu ou point de cer-
titude ; quand on les applique à des cas particuliers, elles manquent de l'exactitude

neceffaire, & par là elles deviennent embaraffantes, ou
inutiles : & enfin, quand elles
viennent à donner les raifons
& la Philofophie de leurs directions, ce qu'on y trouve
rarement, elles n'ont point
la clarté & la maniere naturelle de convaincre les perfonnes d'efprit, les gens maladifs, ou delicats, & ceux
qui fouffrent, chofes pourtant fi neceffaires pour les
rendre de bonne humeur &
pour les porter à fouffrir des
contraintes fi feveres : je crois
que c'eft la partie la plus
difficile d'un Ouvrage, tel
que celui-ci, & j'ai fait ce
que j'ai pu pour qu'elle ne
manquât point ici.

Je ne fçai pas quel fort ni quel fuccês aura cet Ouvrage ; auffi n'en fuis-je que mediocrement en peine, etant perfuadé que le deffein eft jufte, le fujet important, & l'execution la meilleure que mon temps, ma capacité, & ma fanté me l'ont permis, & ne pouvant pas fupporter le travail qu'il y auroit à beaucoup polir & finir un Ouvrage. J'ai eu la precaution de ne point empieter fur le reffort du Medecin, mais je n'ai rien celé de ce que mon favoir me pouvoit fuggerer pour diriger le malade, de la meilleure maniere que j'ai pu, pour conferver fa fanté &

b iij

prolonger ſa vie : & je ne
me ſuis point ſervi de lu-
mieres fauſſes & trompeuſes
pour l'égarer , ou pour le
tourmenter ſans neceſſité.

S'il etoit poſſible que quelqu'un pût ſe choquer de
mon Ouvrage, ce ne pour-
roient être que mes Con-
freres les Medecins, pour
avoir tâché de diminuer la
matiere des maladies. Mais
comme d'attribuer une pa-
reille choſe à des Savans &
à des Meſſieurs elevés dans
les Arts liberaux , ce feroit
une reflexion tres-maligne,
tres-injuſte, & tres-indigne ;
auſſi n'ai-je jamais eu la
moindre vanité de croire
qu'aucun de mes efforts fit

un changement si confide-
rable dans la Nation, qu'il
fût prejudiciable aux Medecins, particulierement le dia-
ble, le monde & la chair é-
tant de l'autre côté, soute-
nant l'opinion contraire &
défendant leur terrein même
contre les regles de vie &
d'immortalité mises en lumiere par l'Evangile.

Je ne sçaurois conclure
cette longue Preface, sans
prier le Lecteur de me par-
donner l'ennui que je lui ai
causé en l'entretenant de mes
affaires particulieres. Tout ce
que je puis dire en forme
d'Apologie, c'est que, quelqu'indifferentes que les choses qui me concernent, com-

me Auteur, lui puissent être,
elles ne me l'ont cependant
pas eté. Ceci etant le seul endroit & le seul temps où il
me sera permis de les rectifier ; & n'ayant pas de plus
grande ambition que,

*Nil conscire mihi, nullâ pal-
lescere culpâ.*

*Quoi que ce Traité soit composé
principalement pour l'Angleterre,
neanmoins comme il est fondé sur des
principes generaux qui conviennent
à tous les climats ; & quant à ce qu'il
y a de particulier pour l'Angleterre
comme on en peut faire aisément l'application aux autres pays, cet Ouvrage ne peut être que tres-utile par
tout & principalement en France.*

ESSAI

ESSAI
SUR LA SANTÉ,
ET
SUR LES MOYENS
DE PROLONGER LA VIE.

§ I. N dit communé-
ment que tout hom-
me qui a passé qua-
rante ans est ou Mé-
decin ou Fou : on auroit pû ajouter
avec autant de justice, qu'il étoit
aussi Theologien ; car de la maniere
que la plûpart des gens de condition se conduisent aujourd'hui, il
n'y a rien (si l'on en excepte la féli-
cité éternelle), qu'ils prodiguent

A

plus indifferemment que la santé.
La plûpart des hommes sentent
bien la privation de la santé, mais
il en est très-peu qui sachent quand
ils en jouissent. Il est cependant
très-certain, qu'il est plus facile de
la conserver, que de la rétablir, &
de prévenir les maladies que de les
guérir. Pour ce qui concerne la
conservation de la santé, nous en
avons le plus souvent les moyens
en notre pouvoir ; il ne s'agit que
de s'abstenir des choses nuisibles,
& de faire un bon usage de celles qui ne le font pas. Quant à ce
qui regarde son rétablissement,
les moyens en sont embarrassez &
incertains ; & pour les connoître, il faut que presque tous les
hommes ayent recours à d'autres
hommes , dont ils ignorent souvent la capacité & la probité , &
de la science desquels ils ne peuvent recevoir d'utilité que condi-
tionnellement & avec incertitude.

Une complexion infirme, des nerfs
originairement foibles, la connoiffance des chofes utiles & de celles
qui font nuifibles, connoiffance
acquife par une experience qui m'a
coûté bien cher, enfin une longue
méditation fur les plaintes des autres, qui venoient aux Bains de
Bath *, ce lazaret univerfel, m'ont
enfeigné quelques moyens des
plus efficaces pour conferver la
fanté, & pour prolonger la vie de
ceux qui font d'une complexion
délicate & valétudinaire, & de
ceux qui font atteints de maladies
Chroniques. J'ai cru ne pouvoir
mieux employer mes heures de repos qu'à raffembler les Regles les
plus generales qui fe puiffent prefcrire fur cela, & à leur donner
le plus de jour qu'il m'eft poffible,
pour l'utilité de ceux qui peuvent

* Ces Bains font dans une Ville appellée *Bath*
en Anglois, dans le Comté de Sommerfet, fort
frequentez des Etrangers auffi-bien que ceux du
pays, & où l'Auteur demeure.

en avoir besoin , & qui cependant
n'ont pas eu des occasions si favo-
rables de les apprendre.

§. 2. Et afin d'en traiter avec
quelque ordre & quelque suite ,
j'ai jugé à propos de faire des Remarques & des Reflexions sur les
choses qui sont non naturelles ,
(peut-être les appelle-t'on de cette
maniere , parce que dans leur état
outre-naturel elles sont extrêmement nuisibles au corps humain ,
ou plus probablement , parce que ,
toutes necessaires qu'elles sont à la
subsistance de l'homme , cependant
eu égard à lui , on peut les considerer comme exterieures , ou differentes des causes interieures qui
produisent les maladies,) à sçavoir :
1. L'air que nous respirons. 2. Notre boire & notre manger. 3. Les
veilles & le sommeil. 4. L'exercice
& le repos. 5. Nos évacuations &
leurs obstructions. 6. Les passions de
nos ames : & enfin, d'ajouter quel-

ques Remarques qui ne conviennent, au moins si naturellement, à aucun de ces Chefs. Je n'examinerai point ici de quelle maniere la Philosophie les distingue; mais il me semble que ce sont les Chefs les plus essentiels & les plus universels ausquels on puisse rapporter les Remarques & les Reflexions que je vais faire dans les Chapitres suivans.

§. 3. C'est une reflexion aussi vraie qu'elle est peu ordinaire, que celui qui vit médicinalement vit misérablement. La verité est, qu'une trop grande délicatesse & trop de circonspection sur chaque petite circonstance qui peut altérer notre santé, est un joug & un esclavage si grand, qu'une ame genereuse & un esprit libre a peine à s'y soumettre. C'est mourir, comme dit un Poëte, de peur de mourir : & d'abandonner les devoirs justes, charitables, & même genereux de

A iij

l'amitié, par un trop grand attache-
ment à la santé, est une chose in-
digne de l'homme, & encore plus
du Chrétien.

Mais d'un autre côté, abreger
nos jours par l'intempérance, par
des indiscretions,& par des passions
criminelles ; mener une vie misé-
rable, afin de pouvoir satisfaire un
goût sensuel, ou une envie bruta-
le ; se faire martyr de notre incon-
tinence & de notre lasciveté ; c'est
nous dégrader de la dignité d'hommes, & refuser à l'Auteur de notre
être l'hommage que nous lui devons.

Si nous ne jouissons de quelque
degré de santé, nous ne pouvons
nous-mêmes goûter aucun plaisir
dans la vie, nous ne pouvons être
utiles à nos amis, nous ne sçaurions
profiter des benedictions que la di-
vine Providence répand sur notre
vie, ni remplir nos devoirs, tant à

l'égard du Createur, qu'à l'égard du prochain.

Celui qui viole avec excès les regles claires & évidentes de la santé, eſt coupable d'une eſpece d'homicide de ſoi-même ; & perſeverer dans cette habitude, c'eſt ſe donner directement la mort, & par conſequent, c'eſt le plus grand crime qu'un homme puiſſe commettre contre l'Auteur de ſon être. En effet, c'eſt mépriſer & faire peu de cas du plus noble préſent qu'il pouvoit lui faire, je veux dire, des moyens de ſe rendre infiniment heureux ; c'eſt auſſi abandonner en traître le poſte, où ſa ſageſſe l'avoit placé, & ſe rendre par là incapable de répondre aux deſſeins que ſa Providence avoit ſur lui. L'Auteur de la Nature, infiniment ſage, a tellement menagé les choſes, que les regles les plus remarquables pour la conſervation de la vie & de la ſanté ſont des devoirs de morale qui nous font ordonnez, tant il eft vrai, que la *Pieté a les promeſſes de cette vie, auſſi-bien que celles de la vie future.*

Pour éviter toutes les fubtilitez inutiles, j'expoſerai feulement quelques regles claires & faciles à obſerver, que chacun peut aiſément fuivre, fans peine & fans contrainte.

CHAPITRE PREMIER.

DE L'AIR.

§. 1. L'Air étant une des choſes les plus neceſſaires pour la fubfiftance & la fanté de tous les animaux, je m'étonne qu'ici en Angleterre, où l'abondance regne, & où tous les Arts qui contribuent à une vie aiſée, font pouſſez juſqu'au vice, on ait ſi peu d'égard au choix de l'Air.

§. 2. Il eſt clair, par les remarques que l'on fait ſur la ſaignée dans les Rhumatiſmes, & après que l'on s'eſt enrhumé, que l'Air avec ſes differentes qualitez peut altérer & corrompre entierement toute la tiſſure du ſang & du ſuc animal : Les obſervations que l'on fait ſur les Paralyſies, les Vertiges, les Vapeurs, & les autres affections des Nerfs, cauſées par l'humidité, les mines, & le travail, ſur quelques mineraux, (particulierement ſur le Mercure & l'Antimoine) font voir que l'Air qui a telles ou telles qualitez, peut cauſer des obſtructions dans tout le ſyſtême nerveux. Les Coliques, les Fluxions, les Toux, l'Aſthme, & la Phthiſie, cauſez par l'humidité, par un air nitreux & moite, nous font connoître que cet élement peut boucher & gâter les organes. La diſpoſition de nos corps reçoit & attire l'air, qui ſe mêle à chaque moment de nos vies

A v

avec nos fluides; de forte que chaque mauvaife qualité qui fe trouve
dans l'air, & qui s'introduit continuellement de cette maniere, doit
produire dans le temps de funeftes
effets fur l'œconomie animale. Il
eft donc de la derniere confequence, que chacun prenne garde quelle
forte d'air il refpire ; dans quelle
forte d'air il dort, il veille, il demeure; quel air en un mot, il reçoit
continuellement dans l'union la
plus intime avec les principes de la
vie. J'obferverai feulement trois
qualitez de l'air.

§. 3. Premierement, quand les
Gentilshommes veulent bâtir des
Maifons de Campagne, ils ne devroient jamais ni choifir de hautes
montagnes pour leur fituation, ni
de grands confluans de Rivieres, ni
le voifinage de quelques Mines con-
fiderables, ou lits de mineraux : il
ne faut pas non plus que le fondement foit dans des lieux mareça-

geux ou moussus ; mais il faut les
situer ou dans une campagne découverte, ou sur le côté d'une petite éminence, à l'abri des vents du
Nord & de l'Est, ou sur un terrein
leger & sabloneux.

On connoîtra bien la nature du
Terroir par les Plantes & les Herbes qui y croissenr, ou plus sûre-
ment encore par la nature des eaux
qui en sortent, qui doivent toûjours
être douces, claires, legeres, &
sans goût. Toutes les hautes montagnes sont humides, comme l'a
remarqué le Docteur Halley à sain-
te Helene, sur une montagne éle-
vée, où l'humidité tomboit si continuellement pendant la nuit, qu'à
tout moment il étoit obligé d'es-
suyer les verres de ses lunettes, lorsqu'il faisoit ses observations d'As-
tronomie. Les peuples qui habi-
tent les hautes montagnes, sont
obligez d'envoyer leurs meubles,
en Hyver, dans les vallées ; de peur

A vj

qu'ils ne se pourrissent. Et il est très-
ordinaire d'avoir de la pluye ou de
la neige sur les Montagnes , lorsqu'en bas , les vallées sont claires ,
sereines, & seiches. Toutes les grandes montagnes sont des Recepta-
cles de Mineraux , & comme des
couvercles des réservoirs d'eau de
pluye que ces éminences de terre
enferment dans leur sein. Les nuées
ne sont que de grandes toisons
d'eau rarefiée , qui navigent dans
l'air, & quelquefois elles ne sont pas
élevées de beaucoup de toises au-
dessus de la plaine ; quand elles sont
arrêtées & interceptées par ces hautes montagnes, elles sont comprimées & forment de la rosée ou de la
pluye, qui perçant continuellement
à travers les petites crevasses des
montagnes tombe dans ces Bassins.
De là viennent les Rivieres , & les
Fontaines d'eau douce. Outre cela ,
ces lieux montagneux , sont toujours exposez aux grands vents , qui

y font prefque continuels. Pour les
lieux où il y a un grand concours
d'eau, il faut que l'air y foit perpe-
tuellement humide, parce que le
Soleil attire continuellement de ces
eaux, des rosées & des vapeurs au
travers de l'air. Les grands Recepta-
cles de mineraux ou de mines doivent auffi neceffairement impre-
gner l'air de leurs qualitez relati-
ves. Et la noirceur mouffue, eft un
degré de putréfaction, comme le
Chevalier Nevvton le remarque.

- §. 4. Secondement, les vents qui
font les plus frequens & les plus
nuifibles en Angleterre, font les
vents d'Eft, particulierement les
vents Nord Eft, qui font fentir en
Hyver le froid le plus penetrant, &
en Eté la chaleur la plus brulante.
En Hyver ils emportent avec eux,
tout le nitre des neiges du Nord &
de la Scythie, des montagnes gla-
cées, & de Mers gelées. En Eté ils
foufflent avec toutes les particules

de feu que leur fournit le jour continuel des lieux par où ils passent.
Depuis la fin de Janvier, jusque vers
la fin de May, les vents soufflent
presque continuellement des points
de l'Est & du Nord, si le Printemps
est sec; & des points du Sud & de
l'Ouest, si le Printemps est humide:
(& l'on peut generalement prédire
le temps qu'on aura au Printemps
par l'endroit où se placent les vents
à la nouvelle Lune,) & comme
nos corps attirent très-certainement
l'air d'alentour, & les vapeurs des
corps qui nous environnent, il sera
très à propos que les personnes valetudinaires, attachées à l'étude & à
la contemplation, quand le Printemps est sec, ou que les vents
d'Est regnent, quittent les apparte-
mens qui ont ces expositions, &
qu'ils en prennent d'autres tournez
au Midy ou au Couchant; ou bien
il faut boucher les jours qui sont au
Levant & au Nord, & donner ra-

rement du jour aux Chambres qui
font de ces côtez-là, & faire le contraire dans les faifons humides. Et fi
quelqu'un a été long-tems en voya-
ge, & beaucoup exposé au vent
froid du Nord & de l'Eft ; il lui fera
très-utile, en fe couchant, d'avaler
une écuellée d'eau de grüau chaude, ou du petit lait * de vin de montagne chauffé, comme un antidote
contre les écoulemens nitreux, qui
s'introduifent dans le corps par la
refpiration, & pour ouvrir les obftructions de la tranfpiration qui fe
fait par cette voie.

§. 5. Troifiémement, depuis le
commencement de Novembre jufque vers le commencement de Février, Londres eft univerfellement

---

* Vin qui fe tire des Montagnes d'Efpagne ou
de Portugal. Ce petit lait fe fait avec égale partie d'eau & de lait qu'on chauffe, on y met après
une feiziéme partie de ce vin : le tout fe caille,
on le paffe enfuite, & le liquide qui en refte eft
ce que les Anglois appellent petit Lait de Vin de
Montagne.

couverte d'une fumée nitreuse &
sulfurée, causée par le grand nombre des feux de charbon, par l'absen-
ce du Soleil, & par les consequences
qui s'ensuivent, & qui font la rosée
qui tombe , & les vapeurs de la
nuit. Dans une saison pareille, les
personnes d'une complexion délicate & foible, & celles qui font sujettes aux maladies qui affectent les
poumons & les nerfs, doivent, ou
aller en Province, ou se retirer au
logis immédiatement après le Soleil couché, & chasser l'humidité
par des feux chauds, & clairs, & par
une agréable conversation ; il faut
qu'elles se couchent de bonne heure, & qu'elles se levent à proportion
plûtôt le matin ; car comme l'ab-
sence du Soleil fait tomber & condenser les vapeurs sur le soir, de
même son approche les éleve &
les dissipe le matin. Je n'ai pas besoin d'ajouter, qu'il sera très-à-pro-
pos, que ceux qui font valetudinai-

res, ayent foin que leurs domefti-
ques, leurs enfans, ceux avec lefquels ils couchent, & tous ceux
qui les approchent, avec qui ils demeurent conftamment, & dont les
atmofpheres fe mêlent aux leurs,
foient propres, fains, & nets autant
que faire fe pourra; & pour l'amour
d'eux-mêmes, s'ils ne l'étoient pas,
de les éloigner jufqu'à ce qu'ils le
foient. Je n'exhorterai pas non plus
à éviter les chambres moites, les lits
humides, & le linge fale; ou à éloigner les ordures & les vilainies; le
luxe des Anglois y a pourvû, en
mettant toutes ces chofes au rang
des vices.

§. 6. L'Air eft un Element fluide,
dans lequel les parties de toute
forte de corps nagent comme fi
elles étoient dans l'eau. Mais l'air
differe de l'eau en ce qu'il peut être
refferré dans un moindre efpace, &
dans un plus petit volume, comme
une toifon, ou par fon propre poids,

ou par quelqu'autre force; lequel
poids ou force étant ôtez, l'air re-
couvre d'abord son premier volume & ses dimensions, au lieu qu'il
n'y a point de force qui puisse réduire l'eau dans des bornes plus é-
troites; c'est-à-dire, que l'air est extrémement élastique & jaillissant,
mais l'eau ne l'est point du tout. Il
semble cependant que les parties de
l'air devroient être plus grossieres
que les parties de l'eau : car l'eau
passera à travers d'une vessie, &
peut par force se faire un passage
au travers des pores de l'or; l'air au
contraire ne fera ni l'un ni l'autre.
L'air s'insinuë dans les cavitez ou-
vertes de tous les corps des animaux, par sa vertu élastique; & d'a-
bord que l'enfant, qui n'avoit jamais
respiré auparavant, est exposé à
l'air, cet élement fait monter les
petites vessies, dont les poumons
sont composez, dans une érection
perpendiculaire sur les bronches du

conduit de la refpiration ; par ce moyen l'obftruction, qui provient de l'oppreffion de ces veffcules (qui ne s'élevent que parce qu'elles font comprimées enfemble, & fe trouvent les unes fur les autres) étant en quelque façon ôtée, l'action mufculaire du ventricule droit du cœur eft capable de faire paffer le fang à travers les poumons dans le ventricule gauche. Mais ces petites veffies, étant enflées de cette maniere par un fluide élaftique, preffent, broyent, & rendent les particules groffieres du fang, fi proportionnées, qu'elles peuvent devenir affez petites pour circuler à travers les autres vaiffeaux capillaires du corps. Cet air élaftique preffant également par tout, par fon poids & fon reffort, ferme & bouche les écailles de l'épiderme des perfonnes robuftes & faines, de forte qu'il en défend l'entrée au mélange aqueux & nitreux qu'il contient ; &

de cette maniere il leur devient une efpece de bain froid, & les empêche de gagner du froid : Mais à l'égard des perfonnes maladives, fédentaires, & attachées à l'étude, & de celles qui ont les nerfs affoiblis, dans lefquelles le reffort des couvertures & des écailles, qui défendent l'entrée des conduits de la tranfpiration, eft foible, & qui tranfpirent peu, ou prefque point du tout, & dont le fang eft en mauvais état ; les particules nitreufes & aqueufes de l'air entrent librement & promptement par ces conduits dans le fang ; & en rompant fes globules, coagulant & fixant fa fluidité, elles empêchent entierement la tranfpiration, & bouchent tous les vaiffeaux capillaires, les glandes de la peau, & celles des poumons & des paffages alimentaires, quand de tels corps font longtemps expofez à un tel air : Et il eft évident que l'air, qui eft empefté de

telle ou de telle maniere, eft capable de produire & d'engendrer tous
ces défordres dans le corps. Tant
que la tranfpiration eft forte, vigoureufe, & pleine, il eft impoffible qu'aucun de ces défordres arrive ; parce que la force des vapeurs
exterieures de la tranfpiration, eft
plus grande que la force par le
moyen de laquelle ces mélanges
nuifibles entrent ; à moins que le
corps ne foit imprudemment expofé trop long-temps, ou que l'action des mélanges aqueux & nitreux ne foit extrêmement violente. Il arrive de là, que ceux qui
jouïffent d'une pleine fanté, & que
ceux qui ont bû des liqueurs fortes
affez copieufement, pour avoir par
ce moyen une circulation & une
tranfpiration vigoureufe, gagnent
rarement ou ne gagnent prefque
jamais de froid. Et c'eft pour cette
raifon que les alimens fucculens &
les bons vins, pris modérement ;

deviennent un antidote si excellent
dans les maladies contagieuses &
épidémiques ; non-seulement parce
qu'ils bannissent la peur & la crain-
té, mais aussi parce qu'ils rendent le
cours de la transpiration si copieux
& si libre, & conservent un atmosphere si active & si vive, qu'ils ne
permettent a aucune vapeur nuisible, ni a aucun mélange de l'air
d'y entrer ; mais chassent & écar-
tent l'ennemi au loin. Mais les personnes dont les humeurs sont pesantes & visqueuses, les sucs maigres & en mauvais état, qui ne trans-
pirent que peu ou point du tout,
comme sont generalement tous les
valetudinaires, les sedentaires, &
ceux qui s'attachent à l'étude, mais
particulierement ceux qui sont sujets aux maladies qui affectent les
nerfs, ils doivent necessairement
souffrir de ces mélanges empoison-
nez qui sont dans l'air, s'ils ne les
combattent avec précaution & avec

foin, ou s'ils ne prennent d'abord
un remede, ou un antidote quand
ils s'en trouvent empeftez. Car
outre que l'air entre par les conduits de la tranfpiration dans le
fang, toutes les fois que nous mangeons, que nous bûvons, ou que
nous refpirons, nous recevons dans
nos corps l'air qui nous environne
tel qu'il eft. Et quand les facultez
digeftives font foibles, comme dans
les perfonnes dont nous venons de
parler, & que la quantité de l'aliment eft trop grande , ou que fa
qualité eft trop forte pour elles, le
chile eft trop groffier, la matiere
qui devroit tranfpirer eft arrêtée,
parce qu'elle eft trop épaiffe pour
ces petits conduits ; & cette maffe
entiere, qui dans une fanté ordinaire, eft plus que le double des grandes évacuations, eft repouffée fur
les inteftins , & devient comme des
lances, des dards & des armes pour
l'air qu'on a reçu du dehors ; qui

étant ainsi aiguisé par les sels d'un
aliment mal digeré, & joint à sa
propre force élastique, perce les
côtez des vaisseaux, entre dans les
cavitez du corps, & penetre entre
les muscles & leurs membranes, &
y cause avec le temps des vapeurs,
y affoiblit les nerfs, y produit des
maladies hypochondriaques & hy-
stériques, & toute cette noire suite
de maux, qui font souffrir de pareils
tempéramens. Je vais maintenant
mettre en un petit nombre de Regles generales les précautions qui
font ici prescrites,

Regles generales pour conserver la
    santé, & pour prolonger la vie,
    tirées des qualitez de l'Air.

1. La situation la plus saine pour
une maison, est de la bâtir dans une
campagne découverte, ou sur le
côté d'une petite éminence, sur un
terrein sabloneux, l'exposer au
Midi

Midi ou au Couchant, la mettre à
l'abri des vents du Nord & de l'Est,
l'éloigner de tout grand concours
d'eau, de grandes mines ou de lits
de minéraux, & où les eaux soient
douces, claires, legeres, sans goût
& nullement âpres.

2. Les personnes d'une complexion délicate, qui couchent dans
des chambres exposées aux vents
du Nord ou de l'Est, doivent les
changer, & en prendre d'autres qui
ayent jour au Midi ou au Couchant,
elles feront le contraire dans les saisons humides.

3. Ceux qui ont voyagé long-
temps, ou qui ont été beaucoup exposez aux vents du Nord & de l'Est,
devroient, en se couchant, boire
quelque liqueur chaude & claire.

4. Lorsque les brouillards épais,
& grossiers sont de longue durée en
Hyver à Londres, les personnes
d'une complexion délicate, & celles qui ont les nerfs & les poumons

B

foibles, devroient aller en Province, ou se tenir au Logis dans des
chambres à feu, se coucher de bonne heure, & se lever de bon matin.

5. Les valetudinaires auront soin
que leurs domestiques, leurs enfans,
& ceux qui couchent avec eux, ou
ceux qui ont affaire à eux & les approchent continuellement, soient
sains, nets, & n'ayent aucun mal;
que s'ils ne le font pas, ils doivent
les éloigner jusqu'à ce qu'ils le
soient.

6. Ceux qui veulent conserver
leur santé, doivent tenir leurs mai-
sons propres & nettes, de même
que leurs habits & les meubles qui
conviennent à leur état.

CHAPITRE II.

Du Boire & du Manger.

§. 1. IL seroit de la derniere consequence, pour nous conser-

ver la santé & prolonger nos jours,
que la quantité & la qualité de notre boire & de notre manger, fuffent exactement reglées & jufte-
ment proportionnées à nos facultez digeftives. Nos corps n'exigent
qu'une quantité déterminée d'alimens pour leur fubfiftance;& fi l'on
obfervoit une proportion exacte
entre la quantité que l'on en prend
& la force de l'eftomach, on fe ga-
rantiroit très-probablement des maladies aiguës, & plus certainement
des chroniques, & nous nous rendrions capables de vivre auffi long-
tems que nos temperamens étoient
originairement durables, fans beaucoup de maladies& de douleur. Les
fources des maladies chroniques
font premierement la vifcofité des
fucs, ou la trop grande étenduë des
particules qui les compofent, &
qui n'étant pas fuffifamment brisées
par les facultez digeftives, arrêtent
ou retardent la circulation : C'eft

B ij

aussi en second lieu la trop grande
abondance des sels pleins d'apreté
& d'acrimonie, par le moyen desquels les sucs même deviennent
si corrosifs, qu'ils crevent les solides & qu'ils les usent. C'est en troisiéme lieu, un relâchement, ou
manque d'une force & d'une vigueur necessaire dans les solides
mêmes. L'excès dans la quantité
engendre le premier, la mauvaise
qualité de notre boire & de notre
manger cause le second ; & tous les
deux ensemble, joints au défaut d'un
travail convenable, produisent le
troisième.

§. 2. Les alimens sont ordinairement en Angleterre les substances des animaux. Les animaux mêmes, aussi-bien que les hommes,
ont leurs maladies, que l'épidémie,
la mauvaise nourriture, l'âge, ou
d'autres infirmitez produisent : &
ces animaux malades, ne peuvent
jamais être un aliment sain & con-

venable aux hommes. Les animaux adultes abondent plus en fels uri-neux que les jeunes : leurs parties font plus confolidées & plus com-pactes, parce qu'elles font plus puif-famment unies, & par conféquent plus difficiles à digérer.

Il eft vrai, que la grande diftinc-tion de la bonne ou de la mauvaife qualité des differentes fortes d'ani-maux & des vegetaux propres à la nourriture de l'homme, dépend de leur forme, de leur compofition, & de leur nature originelle ; & il n'y a que la feule expérience qui puiffe découvrir cela ; elle dépend auffi du goût particulier, du tem-perament, & des difpofitions du corps de celui qui s'en nourrit. Mais nous en pouvons pourtant juger par le fecours de ces trois principes, à fçavoir : Premierement, que la force ou la foibleffe de la cohéren-ce des particules des corps fluides, dépend de leur grandeur ou de leur

B iij

petitesse ; c'est-à-dire, que les plus grandes particules sont liées plus fermement que les plus petites, parce qu'il y a plus de parties qui viennent s'unir aux grands corps qu'aux petits, & par conséquent leur union est plus grande. Secondement, que plus la force [*Momentum*] avec laquelle deux corps se rencontrent est grande, plus leur cohérence est forte, & leur séparation difficile. Troisiémement, que les sels étant composez de surfaces plates, étant durs, & recouvrant leur figure dans toutes les alterations, s'attachent plus intimement que tous les autres corps ; leur surface unie fait qu'ils se touchent & qu'ils s'unissent dans un plus grand nombre de points. Leur dureté & leur figure constante les rend durables & inalterables ; & par ce moyen ils deviennent les principes actifs, & l'origine des qualitez des corps : & quand ils sont entrez dans la sphere d'activité les uns des autres, ils s'uniffent étroitement en pelotons; tout cela rend la fepara-tion de leurs particules originelles plus difficile. De ces trois principes je conclus, que nous pouvons en ge-neral comparer l'une avec l'autre. La facilité ou la difficulté qu'il y a à digerer; c'eft-à-dire, à rompre en petites parties les differentes fortes de vegetaux & d'animaux ; & de cette maniere découvrir s'ils font propres ou non à fervir d'aliment aux perfonnes délicates & valetu-dinaires.

1. Toutes ces chofes étant fup-posées égales, les vegetaux & les animaux qui viennent le plûtôt en maturité, font d'une digeftion plus legere. Ainfi les vegetaux du prin-temps, comme les afperges, les fraifes, & quelque forte de falades, font d'une digeftion plus facile, que les pommes, les poires, les pêches, & les pavies; parce qu'ils renfer-ment moins de feu folaire ; leurs

B iiij

parties ſont unies par une chaleur
plus foible ; c'eſt-à-dire, avec moins
de viteſſe, & ils abondent moins en
ſels ; on peut même dire qu'ils n'en
ont preſque point de gros & de
fixes. Parmi les animaux, ceux qui,
en un an, ou en peu d'années, viennent en maturité, (& multiplient
leurs eſpeces) comme les liévres,
les moutons, les chevreaux, les
lapins, &c. ceux-là, dis-je, ſont
beaucoup plus tendres, & ſe digerent plus vîte, que les vaches, les
chevaux, ou les ânes, (ſi ces derniers ſervoient d'aliment, comme
ils en ont ſervi dans les temps de
famine, &c.) Et cela pour la raiſon
que j'ai déja alleguée ; ou parce que
leurs parties ſont d'une liaiſon
moins ferme. Il eſt à remarquer
ſur les vegetaux qui ſont le plus
long-temps à meurir, & dont con-
ſequemment les ſucs participent
le plus des rayons ſolaires, que leurs
ſucs fermentez rendent les plus

forts efprits vineux ; comme les raifins , les graines de fureau, & femblables : Et pour les animaux, qui font le plus long-temps à venir en maturité , on obferve que leurs fucs donnent des fels urineux des plus fœtides.

2. Tout le refte étant fuppofé égal, plus le vegetal ou l'animal eft gros & grand dans fon efpece , plus l'aliment qu'on en fait, eft dur & difficile à digerer. Ainfi un gros oignon, une pomme, ou une poire , & un gros bœuf ou un gros mouton, font d'une digeftion plus difficile que de plus petits de la même efpece ; non-feulement, parce que leurs vaiffeaux étant plus forts & plus elaftiques, leurs parties fe joignent avec une plus grande force ; mais auffi parce que les qualitez ont proportionnellement plus de force & d'intenfion dans les grands corps de la même efpece : Ainfi, les autres chofes étant égales, un plus grand

B v

feu eſt proportionnellement plus intenſivement chaud, qu'un plus petit; & le vin qui eſt renfermé dans un grand vaiſſeau devient plus fort que celui qui eſt renfermé dans un petit; & par conſequent les ſucs des animaux & des vegetaux d'une ample groſſeur ſont plus fetides que les ſucs de ceux de la même eſpece qui ſont moins gros.

3. Les autres choſes étant égales, l'aliment propre que la Nature a deſtiné aux animaux, eſt d'une digeſtion plus facile que les animaux mêmes; ces animaux qui ſe nourriſ-ſent de vegetaux ſont plus aiſé-ment digerez, que ceux qui ſe nour-riſſent d'animaux; ceux qui ſe nour-riſſent de vegetaux & d'animaux qui viennent le plûtôt en maturité, que ceux qui ſe nourriſſent de ceux qui ſont plus long-temps à meurir. Ainſi le lait & les œufs ſont d'une digeſtion plus legere que la chair des bêtes ou des oiſeaux; les pou-lets & les dindons ſont digerez plus

vite, que les canards & les oies : &
la perdrix & le faisan sont d'une plus
legere digestion que la beccasse ou
la beccassine; parce que ces derniers
ayant le bec long sucent seulement
les sucs animaux ; & pour les raisons que j'ai déja touchées, les bœufs
& les moutons qui paissent l'herbe,
sont d'une digestion plus legére que
ceux que l'on nourrit dans l'étable.

4. Toutes les autres choses étant
pareilles, les poissons & les animaux
marins sont plus difficiles à digerer que les animaux de terre ; parce
qu'ils se nourrissent generalement
des autres animaux , & l'élément
salé dans lequel ils vivent joint
leurs parties plus intimement ; les
sels ayant une faculté plus forte de
liaison que les autres corps. Et pour
la même raison, le poisson d'eau
salée est plus difficile à digerer que
celui d'eau douce. Ainsi la tortuë
de mer est plus difficile à digerer
que la tortuë de terre ; & l'estur-

geon & le turbot, que la truite ou
la perche.

5. Les autres choses étant égales,
les vegetaux & les animaux qui
ont la substance grasse, huileuse,
& glutineuse, sont d'une digestion
plus difficile, que ceux, qui sont
d'une substance seche, charnuë, &
fibreuse : parce que les substances
huileuses & grasses éludent la force
& l'action des facultez digestives;
& leurs parties s'attirent l'une l'autre, & se lient plus fortement que
les autres substances ne font, (excepté les sels) comme le Chevalier
Newton * le remarque. Leurs parties molles & humides relâchent &
affoiblissent la force de l'estomac;
& le gras & l'huile même est enfer-
mé dans de petites vessies qui font
difficilement rompuës. Ainsi les
noix de toutes les especes passent à
travers les boyaux sans être presque

* Voyez la premiere édition Angloise du
Chevalier Newton, sur la lumiere & les couleurs.

alterées : Les olives font plus difficiles à digerer que les pois ; la viande graffe, que la maigre. La carpe,
la tanche, l'anguille, & le turbot,
font d'une digeftion plus difficile
que le merlan, la perche, la truite,
ou le merlus.

6. Toutes les autres chofes étant
femblables, les vegetaux & les animaux, dont la fubftance eft blanche, ou qui a quelque rapport aux
couleurs les plus claires, font d'une
digeftion plus legere, que ceux
dont la fubftance eft plus rouge,
plus brune, ou tirant fur des couleurs plus ardentes ; non-feulement
parce que les parties qui refléchiffent le blanc, & les plus legeres
couleurs, font moindres en volume, que celles qui refléchiffent les
couleurs les plus chargées * ; mais
auffi parce que celles des couleurs
les plus foncées abondent davan-

* Voyez le même Auteur.

tage en sels urineux. Ainsi les navets, les panais, & les patates, sont
plus legeres que les carotes, les
chervis, & les betteraves ; les pou-
lets, les dindons, & les lapins sont
plus legers, que les canards, les
oies, les beccasses, & les beccassines;
le merlan, le carrelet, la perche,
& la sole, sont plus legeres que le
saumon, l'esturgeon, le harang,
& le maquereau ; le veau, & l'a-
gneau sont plus legers que les bêtes fauves.

7. Enfin, toutes les choses étant
égales, les vegetaux & les animaux
d'un goût fort, piquant, aromatique, & chaud, sont plus difficiles
à digerer, que ceux qui sont d'un
goût plus doux, plus tendre, & plus
insipide. Le haut goût vient de l'a-
bondance des sels : L'abondance
des sels suppose des animaux adultes, comme ceux qui sont long-
temps à venir en maturité ; & où les
sels abondent, les parties en sont

plus difficiles à séparer , & à digerer. Les plantes fortes, & aroma-
tiques reçoivent , & retiennent le
plus des rayons solaires, & deviennent des esprits solides, ou des flammes fixes. Et ceux qui en usent
beaucoup, avalent autant de char-
bons ardens , qui à la fin enflam-
meront les fluides & brûleront les
solides.

§. 3. Il est très-certain , que plus
la superiorité, que les facultez digestives ont sur la nourriture , est
grande, ou plus les facultez digestives ont de force, à l'égard des
choses qui doivent être digerées ;
plus le chile sera fin, la circulation
libre, & les esprits vifs & déliez ;
c'est-à-dire, meilleure sera la santé.
Sur ces propositions generales, les
personnes valetudinaires, attachées
à l'étude & à la contemplation, qui
voudront faire attention à leurs
temperamens particuliers , pourront facilement choisir parmi les

alimens particuliers de vegetaux &
d'animaux, ceux qui leur feront
les plus convenables. Et si l'on com-
mettoit en cela quelque erreur, il
vaut mieux errer du côté le plus
feur, & choisir plûtôt les choses
qui font au-dessous de nos facultez
digestives, que celles qui font au-
deffus. De plus, dans le choix que
nous faisons des animaux pour notre nourriture, nous ne devons pas
negliger la maniere dont on les en-
graisse, & celle dont on les apprête
pour être servis sur nos tables.
Nous ne pouvons presque avoir
aux environs de Londres que de la
volaille engraissée, ou de la viande
de bœuf & de mouton nourris
dans l'étable. Il n'en faudroit pas
davantage pour faire soulever le
cœur, que de voir la maniere sale,
mauffade, & malpropre, auffi-bien
que les choses fetides, corrom-
puës, & mal faines, dont on les
nourrit. Nous n'ignorons pas qu'un

uſage perpetuel de vilaines choſes,
la groſſiereté & la malpropreté des
alimens corromproient les ſucs, &
mortifieroient la ſubſtance muſcu-
laire du corps humain. Les mêmes
choſes ne peuvent certainement
avoir un meilleur effet dans les bêtes ; ainſi la maniere dont on nourrit les animaux dont nous vivons,
fait de nos alimens un poiſon.

On peut dire la même choſe des
couches échauffées de nos jardins,
des plantes & des vegetaux qui ne
viennent que par force & par arti-
fice. Le ſeul moyen d'avoir une
nourriture de viandes ſaines, eſt
de laiſſer les animaux dans leur liberté naturelle, à l'air, & dans leur
propre élément, de leur donner
abondamment à manger, de les tenir
dans une propreté convenable, de les
mettre à l'abri des injures du temps,
quand ils ont envie de ſe retirer. Je
n'ajoute rien ſur ce qui regarde la
maniere de préparer les viandes.

Les personnes valetudinaires & d'u-
ne complexion délicate, celles qui
sont attachées à l'étude & à la contemplation, ou celles qui ont envie de conserver leur santé & de
prolonger leurs jours, doivent se
persuader, que le simple bouilli, & le
simple rôti sont assez relevez. C'est
l'intemperance qui a inventé les ra-
goûts, les soupes succulentes, les
sauces relevées, la pâtisserie, le
fumé, le salé, & le mariné; pour
donner de l'appetit contre nature,
& pour augmenter un fardeau, que
la nature auroit rendu d'elle-même
plus que suffisant pour conserver
la santé, & prolonger la vie, sans
qu'il fût necessaire d'exciter une
mauvaise complexion & de piquer
un palais vicié. L'abstinence, & des
évacuations convenables, un travail & un exercice propre, rétabli-
ront toujours un appetit diminué,
tant qu'il y aura dans la Nature
quelque force & quelque fonds

pour y travailler. A peine eſt-il
permis d'exciter l'appetit, avec les
ſecours de la Medecine ; ſi ce n'eſt
quand les facultez digeſtives ont
été gâtées & ruinées par des maladies chroniques, aiguës, & de longue durée. Et auſſi-tôt que l'on eſt
paſſablement rétabli, il faut laiſſer
la nature travailler ſeule à ſon propre ouvrage ; & ne ſe ſervir nullement de ce que fournit la cuiſine
ou la Médecine, pour réveiller ou
pour augmenter l'appetit.

§. 4. Ce que l'on doit enſuite
conſidérer, c'eſt la quantité de l'a-
liment neceſſaire pour entretenir
la nature dans un embonpoint rai-
ſonnable, ſans la ſurcharger ; à la
verité cela differe ſelon l'âge, le
ſexe, la nature, la force, & le pays
d'où la perſonne eſt, & ſelon l'exercice qu'elle prend. Dans ces pays
du Nord, la froideur de l'air, la
force & la grande ſtature du peuple, demandent de plus grands ſe-

cours d'alimens , que dans l'Orient
& dans les pays plus chauds. Les
jeunes perfonnes qui croiffent encore , & celles d'une grande force
& d'une haute taille , en éxigent
plus que les perfonnes âgées , foibles & déliées : mais tout homme ,
quel qu'il foit, jouira d'une vie plus
faine & plus longue en gardant une
tempérance continuelle , qu'en vivant autrement. Et quelques Remarques generales fur la quantité
de vivres qu'ont pris plufieurs perfonnes de differentes Nations , &
de differentes conditions, & avec
laquelle elles ont vêcu en bonne
fanté , & font parvenuës à un grand
âge ; peuvent donner quelque fecours aux perfonnes délicates &
valétudinaires, pour regler la quantité convenable qui leur eft neceffaire.

§. 5. C'eft une chofe furprenante
de lire , jufqu'à quel grand âge les
Chrétiens de l'Orient, qui , pour

éviter les perfecutions fe retirerent
dans les deferts d'Egypte & d'Ara-
bie, vécurent en bonne fanté, en
fe nourriffant de très-peu de chofe.
Caffien nous apprend, que la me-
fure commune pendant vingt-quatre heures, étoit autour de douze
onces, ou d'une livre ; (car la livre
de l'Orient n'étoit que de douze
onces) avec de l'eau toute pure
pour boire. Saint Antoine vécut
jufqu'à 105. ans au pain & à l'eau,
ajoutant feulement quelque peu
d'herbes fur la fin de fes jours ; Ja-
ques l'Hermite, 104. Arfenius le
Gouverneur de l'Empereur Arca-
dius, 120. 65. dans le monde, &
55. dans le defert. Saint Epipha-
ne , 115. Saint Jerôme, environ
100. Saint Simeon Stylite , 109.
S. Romuald , 120. Et Louis Cornaro, noble Vénitien, après s'être
en vain fervi de tous les autres
remedes, de forte qu'il défefperoit
de fa vie à l'âge de 40. ans, recou-

vra neanmoins sa santé , & vécut
graces à sa tempérance, près de
100. ans.

§. 8. Notre climat, comme je
l'ai dit, étant au Nord, demande
une plus grande quantité d'alimens,
à cause de la pureté & de la froideur de l'air , qui retreffiffant les
fibres , aiguife davantage l'appetit ,
& rend l'action de la digeftion plus
forte : & à raifon du travail & de la
force du peuple qui dépenfe plus
d'efprits animaux , il eft neceffaire
que l'on mange davantage. Cependant il eft étonnant de voir,
dans quelle vivacité , dans quelle
force , & dans quelle activité une
petite quantité de nourriture , con-
ferve , même ici , ceux qui s'y font
accoutumez. Buchanan nous apprend , qu'un certain Laurent fe
conferva 140. ans, par fa feule tempérance, & fon travail. Spotfwood
fait mention d'un nommé Kenti-
gern , qui fut après appellé faint

Mongah, ou Mungo, de qui le fa-
meux Puits en Galles tire son nom,
& qui vécut 185. ans, quoi que depuis qu'il eut atteint l'usage de raison, il n'eût jamais gouté de vin,
ni de liqueurs fortes, & qu'il dor-
mît sur la dure. Mon digne ami
M. Web, est encore en vie. Par la
vivacité des facultez de son esprit,
& par l'activité des organes de son
corps, il fait voir le grand avantage
de la diéte, car il ne se nourrit que
de vegetaux & ne boit que de l'eau.
*Le Docteur de Croydon, en se
nourrissant seulement de lait, se
guerit d'une maladie, qui étoit incurable par d'autres voies; à sçavoir, de l'Epilepsie; & vécut en parfaite santé seize ans après, jusqu'à
ce qu'un accident l'enleva de ce
monde: j'ai déja raconté cette histoire du Lait dans mon Traité de la
Goute. Un Pêcheur nommé Henri

---

* Voyez un Essai sur les Eaux de *Bath*, & sur la
Goute.

Jenkins, vécut 169. ans: sa nourriture étoit acide & grossiere, comme son Historien nous l'apprend,
je veux dire, simple & rafraîchis-
sante ; & l'air où il demeuroit, étoit
subtil & pur ; à sçavoir, à Aller-
ton sur la Sevale dans le Comté
d'York. Parr mourut seize ans plus
jeune ; à sçavoir , à l'âge de 152,
ans & neuf mois ; son boire, & son
manger étoient de vieux fromage,
du lait, du pain grossier, de la petite biere & du petit lait : Et son
Historien nous dit qu'il auroit pû
vivre bien plus long-temps, s'il n'a-
voit point changé d'air , & quitté
son régime de vie, en venant d'un
air pur, clair, & libre, dans l'air
épais de Londres ; où après avoir
vécu à la campagne d'une nourriture toujours égale, simple, & grossiere, il fut reçu dans une somp-
tueuse famille, où il étoit traité de
mets délicats, & bûvoit copieuse-
ment des meilleurs vins : de cette
maniere

maniere les fonctions naturelles
des parties étant furchargées , &
la difpofition de tout le corps entierement déreglée , il ne pouvoit bien - tôt s'enfuivre qu'une
diffolution. Le Docteur * Lifter
fait mention de huit perfonnes
dans le Nord d'Angleterre , dont
les plus jeunes avoient plus de
100. ans , & les plus vieux 140.
Il dit , qu'il eft bon de remarquer,
que la nourriture de tout ce pays
montagneux eft exceffivement
groffiere. Et certainement il n'y a
point d'endroit dans le monde, où
l'on puiffe plus probablement prolonger la vie , qu'en Angleterre ,
& particulierement dans ces endroits , qui ont un air libre , & un
terrain fabloneux & marné , fi
l'on ajoûtoit à un exercice convenable , l'abftinence & des alimens
fimples.

* Voyez les Memoires de la Societé Royalle
abregées par Lowthorp.

C

§. 7. * J'ai offert ailleurs de déterminer la quantité d'alimens
qui suffit pour maintenir un homme d'une stature ordinaire , &
qui n'est attaché à aucun emploi
laborieux , en santé , en vigueur
& dans en embonpoint raisonnable ; à sçavoir , 8. onces de viande , 12. de pain ou d'aliment vé-
gétable , & environ une pinte de
vin, ou de quelque autre bonne
liqueur en 24. heures. Mais il faut
que les valetudinaires, & ceux qui
ont des emplois sedentaires, ou
qui attachent fortement leur esprit
à l'étude, diminuent cette quantité,
s'ils veulent conserver leur santé ,
& avoir l'esprit libre long-temps.
Les hommes sedentaires & appliquez à l'étude , doivent necessairement boire & manger beaucoup
moins qu'ils ne feroient , s'ils
étoient engagez dans une vie ac-

* Voyez l'Essai dont on vient de faire la remarque.

tive. Car comme ils manquent de cet exercice qui eſt neceſſaire à la concoction & à la tranſpiration, & que leurs nerfs ſont plus uſez par les applications d'eſprits, qu'ils ne le ſeroient par le travail du corps, s'ils s'abandonnent trop librement à la bonne chere, il faut neceſſairement que leurs ſucs deviennent viſqueux, & que leurs eſtomacs ſe relâchent. Il faut que celui qui veut avoir la tête libre & dégagée, ait l'eſtomac pur & net. C'eſt par la negligence de ces choſes, que nous voyons tant de ces Meſſieurs de robe longue, hypochondres, mélancoliques & ſujets aux vapeurs ; l'exercice & l'abſtinence en ſont le ſeul remede.

§. 8. On doit attribuer à la replétion, la plûpart des maladies chroniques, les infirmitez de la vieilleſſe & le court période de la vie des Anglois. Ceci eſt manifeſte par ce qui ſuit. En effet neuf

fois contre une, l'évacuation d'une
forte ou d'autre eft leur remede : car
non feulement les ventoufes, les
faignées, les veficatoires, les cautè-
res, les purgations, les vomitifs & les
fudorifiques font des évacuations
manifeftes, ou des écoulemens qui
détachent les fuperfluitez que l'on
avoit prifes ; mais l'abftinence même, l'exercice, les alterans, les
cordiaux, les chofes ameres &
alexipharmaques ne font que de
differens moyens de difpofer les
humeurs groffieres à s'évacuer
plus vîte par la tranfpiration in-
fenfible ; afin que le chyle nouveau & bien digeré, & que les fucs
doux & diminuez prennent leur
place pour rétablir la difpofition
du corps. Or il feroit bien plus
aifé, de même qu'il feroit & plus
feur & plus efficace, de prévenir
la neceffité de telles évacuations,
que de s'y expofer. Et chacun
peut dans ces cas chroniques, en

évitant les grands repas, ou en
s'abstenant de viandes & de liqueurs fortes , pendant quatre
ou cinq jours , perdre une livre
de sang , prendre une purgation ,
ou se faire suer , aussi efficacement que par la saignée, par les pillules ou par les bolus sudorifiques.

§. 9. C'est pourquoi je conseille à tous ces Messieurs qui menent une vie sedentaire , & qui
s'appliquent à l'étude , d'user autant qu'il leur sera possible , d'abstinence , comme étant conforme
à la conservation de leurs forces ,
& à la liberté de leurs esprits : ce
qu'ils devroient faire aussi-tôt qu'ils
sentent des pesanteurs, des inquietudes , des insomnies , ou une aver-
sion pour l'étude ; ou en diminuant la moitié de la quantité de
viande & de liqueur forte qu'ils a-
voient coûtume de prendre, jusqu'à
ce qu'ils aïent recouvré leur gaieté &
leur liberté ordinaire; ou en se nour-

riffant entierement , pendant un
temps raifonnable , de végetaux ,
tels que font le fago, le riz, & femblables ; & en beuvant feulement
un peu de vin bien trempé d'eau.
Et s'ils ont deffein de conferver
leur fanté & leur temperament ,
& de prolonger leurs jours; il faut,
ou qu'ils faffent inviolablement
maigre un jour ou deux la femaine ; ou fi le maigre les incommo-
de tout-à-fait qu'ils prennent une
fois la femaine, ou tous les quinze
jours, ou au plus tard une fois le
mois, quelque purgation domefti-
que, qni ne les obligera, ni à faire
diete, ni a garder le logis; mais qui
pourra fortifier les boïaux , & décharger les humeurs fuperfluës.
Par exemple une dofe , de 6 ou
7 pillules Ecoffoifes ; une demi-
dragme de *pilulæ ftomachicæ cum
Gummi* , avec trois ou quatre
grains de Diagrid mêlez , une demi-dragme de *Pilulæ Ruffi* ; deux

onces de *Hiera Picra*, avec une
dragme de firop de Nerprun ;
deux ou trois onces d'Elixir *falutis* ; (ou ce que je prefere à tous
ceux-ci) cette préparation de Rhu-
barde.

*Prenez deux onces & demie de la
meilleure Rhubarbe en poudre ; une
dragme de fel d'Abfynthe ; une
demi-onfe d'écorce d'Orange ; deux
Scrupules de Mufcade rapée ; une
demi-dragme de Cochenille. Infu-
fez le tout pendant 48. heures
fur un feu lent, dans une Quarte
de veritable àrrack. Coulez-le, &
le mettez dans une bouteille bien
bouchée pour l'ufage.*

On peut prendre de ceci deux
ou trois cueillerées, deux ou trois
fois la femaine, ou quand on le
jugera à propos, fans interrompre
fes affaires, ou fes études : & fi on
le trouve neceffaire, on pourra con-

tinuer d'en prendre même jusqu'à
la vieilleffe. Tant l'Aphorifme du
vieux Verulam eft vrai : *Nihil ma-*
gis conducit ad Sanitatem & Longæ-
vitatem , quam crebra & domeſtica
purgationes. Rien ne contribue davantage à conferver la fanté & à
prolonger la vie , que les frequentes purgations domeſtiques. Et il
faut neceffairement que Meffieurs
les gens de Robe longue , & ceux
qui s'appliquent à l'étude & à la
contemplation , fuivent l'avis du
Chevalier Scarborough , de la maniere qu'il fut donné à la Ducheffe
de Portſmouth : *Il vous faut moins*
manger , ou prendre plus d'exercice ;
ou vous purger , ou être malade.

§. 10. Ceux qui ont écrit fur la
fanté , ont donné plufieurs regles ,
par lefquelles on peut connoître
quand quelqu'un a fait des excès
à un repas : Je crois , que l'on n'a
befoin que de cette courte regle ,
qui eft ; Si quelqu'un a bu ou man-

gé affez, pour fe rendre incapable
de remplir les devoirs de fa profeffion, & de s'appliquer à l'étude,
(après avoir été affis en repos pendant une heure pour avancer la digeftion;) il s'eft furchargé. Je parle
feulement de ceux qui, par le cours
ordinaire de leurs vies, font attachez à l'étude; car ceux qui ont des
emplois méchaniques , doivent
avoir égard au corps, qui eft l'autre partie du compôsé. Si les perfonnes délicates, & les Gens de
Lettres vouloient fuivre cette Regle , on fe ferviroit très-peu de Medecins & de medecines dans les cas
chroniques. Ou s'ils ne vouloient
feulement manger qu'une partie
de viande d'animal, au grand repas, & les deux autres parties d'alimens vegetables , & boire feulement de l'eau avec une cueillerée
de vin, ou de la petite biere bien
claire ; leurs appetits feroient une
regle fuffifante pour déterminer la

quantité de leur boire & de leur manger. Mais la varieté des mets inventez par les rafinemens de l'Art de la Cuisine, & l'excellent vin que l'on boit, après chaque morceau, la trop grande indulgence des Meres & des Nourrisses à gorger les enfans, ont tellement élargi & allongé l'estomach, que pour la plûpart des Gens on ne sçauroit répondre de leurs appetits. C'est une chose étrange de s'imaginer que des hommes sensuels, oisifs, & d'une complexion infirme, se croyent capables de porter des fardeaux de viandes de haut goût, & de liqueurs brûlantes, sans douleur & sans préjudice de leur santé ; tandis que des hommes d'un temperament robuste, & employez aux travaux du corps, peuvent à peine pravenir à quelque grand âge en santé & en vigueur, quoi que leur aliment soit simple, grossier, & seulement presque de vegetaux.

§. 11. Puis donc que nos appé-
tits nous trompent, & que le poids
& la mesure nous incommodent
generalement tous; il faut que nous
ayons recours à une regle indé-
pendante de nos sensations, & qui
soit libre de peine & d'incommo-
dité inutile. Pour trouver cette regle, je ne sçai rien de meilleur que
de boire & de manger, pour ainsi
dire, à l'œil; c'est-à-dire, de déterminer premierement tout, ou par
poids ou par mesure, ou par des
expériences & des observations particulieres, le volume ou le nombre
de bouchées de viande, & le nombre de verres de liqueurs fortes,
ou nous nous trompons le moins;
& alors déterminer à l'œil une
quantité égale en tout temps pour
l'avenir : Ainsi les deux ailes d'un
poulet de moyenne grandeur, ou
une aile & les deux cuisses; trois
côtes d'une poitrine médiocre de
mouton, deux petites tranches de

l'épaule ou du gigot, en laissant à
part le grâs & la peau ; quelque
peu moins de bœuf, peuvent suffi-
re pour la viande, au grand repas.
Car la Providence nous a formés de
telle maniere, que nous n'avons
pas besoin de regler nos alimens,
selon les proportions Mathémati-
ques ; un peu de plus ou de moins
ne fera aucune altération dans notre santé. Pour ce qui regarde le
porc & toutes les sortes de chairs de
cochon, je crois qu'on doit les interdire aux personnes valetudinaires & à celles qui s'appliquent à l'é-
tude , comme elles l'étoient aux
Juifs par un précepte que Dieu leur
en avoit fait. Ce sont les plus sales
des bêtes dans leur manger ; &
leurs sucs sont les moins doux ;
leur substance surcharge excessivement ; & ils sont les plus sujets de
toutes les bêtes, à la putréfaction
& aux maladies de l'épiderme : de
sorte que dans le temps d'une peste,

ou de quelque maladie épidémique,
toutes les Nations prudentes les détruifent tous, comme les peuples
du Midi détruifent les chiens en-
ragez dans les plus grandes cha-
leurs ; il femble par la même raifon
qu'on devroit interdire l'ufage des
poiffons aux valetudinaires. Car la
plùpart des poiffons vivent dans un
élement falé, & ne viennent feulement dans les rivieres d'eau douce
que pour y frayer avec plus de repos & de commodité. Ceci rend
leurs parties plus fermement unies
& d'une digeftion plus difficile. Outre cela, comme je l'ai remarqué
auparavant, ils fe mangent les uns
les autres, & leurs fucs abondent
en un fel qui corrompt le fang, &
engendre des maladies chroniques.
Auffi l'on remarque toujours, que
ceux, qui fe nourriffent beaucoup
de poiffon, font infectez du fcorbut, d'éruption de peau, & d'autres
maladies caufées par un fang cor-

rompu. Tout le monde se trouve plus pesant & plus alteré qu'à l'ordinaire après avoir mangé dans un repas beaucoup de poisson, quelque frais qu'il puisse être ; & ordinairement on est obligé d'avoir recours à des esprits & à des liqueurs distillées, pour en faire la digestion. De sorte qu'il a passé en proverbe parmi ceux qui en mangent beaucoup dans leurs repas, que l'eau de vie est du Latin pour le poisson. D'ailleurs, c'est une observation aussi constante que certaine, qu'après un grand repas de poisson, même à midi, on ne dort jamais si bien la nuit suivante. Ce peu d'idées suffit, en gros, aux personnes valetudinaires pour déterminer à l'œil la quantité de viande solide qu'elles mangent ou qu'elles doivent manger : Car je crois que les quantitez susdites sont plutôt un peu au-dessous de huit onces qu'au-dessus. Quant aux bouillons, aux

foupes, & aux gelées, s'ils font forts
en jus, je les crois égales en fubftance & plus difficiles à digerer
que le même poids de viande folide ; & trois ou quatre cueillerées
ordinaires, au plus, font une once
en poids dans les liquides ; & environ le double des bouchées ordinaires, fait le même poids en
viande folide ; car l'exactitude n'eft
pas neceffaire ici.

§. 12. La boiffon eft l'autre partie de notre nourriture. La boiffon
ordinaire ici en Angleterre eft ou
de l'eau, ou de la biere, ou du vin,
ou un mélange de ces liqueurs ; car
on ne boit le cidre & le poiré que
dans peu d'endroits, & plutôt
pour le plaifir & la varieté que pour
l'ufage ordinaire. Sans contredit,
l'eau a été la premiere boiffon,
comme elle eft le feul & unique
fluide propre à délayer, humecter,
& rafraichir, qui font les fins de la
boiffon deftinées par la nature ; car

il n'y a dans la nature que trois
autres liquides, le Mercure, la Lumiere, & l'Air, dont aucun ne convient au breuvage des hommes.
L'eau est donc le plus simple dont
ils puissent user : & ç'eût été un
grand bonheur pour le Genre Humain, que les autres liqueurs ar-
tificielles & mixtionnées n'eussent
jamais été inventées. Dans mes observations, ce m'a toujours été un
spectacle fort agreable de voir, avec
quelle fraicheur & quelle vigueur,
ont vêcu en santé, en gayeté, &
en joie, jusqu'à un grand âge, ceux
qui, quoi qu'ils mangeassent librement de la viande, ne buvoient
cependant rien que ce pur élement.
L'eau seule est suffisante, & peut
efficacement subvenir à tout ce que
le besoin de boire exige. Les fortes
liqueurs n'ont jamais été destinées
pour l'usage ordinaire : on les gar-
doit autrefois (ici en Angleterre)
comme les autres Medecines dans

les boutiques des Apoticaires ; &
les Medecins les ordonnoient, comme ils font le Diafcordium & la
Theriaque de Venife ; pour rafraichir ceux qui étoient fatiguez, fortifier les foibles , encourager les
timides , & relever les cœurs abbatus. Et fi nos gens continuent à
ufer des liqueurs, autant vaudroit
les voir s'affeoir à table autour d'un
plat de Teriaque de Venife, ou de
confection du Chevalier Rawleigh,
avec une bouteille de Cordial hi-
fterique ; que de les voir autour
d'une bifque d'Ecreviffes, & d'une
mâchoire de bœuf, ou d'un pâté
de venaifon, avec une bouteille de
vin de l'Hermitage ou de Tockay ;
ou , ce que quelques-uns preferent
à l'un & à l'autre de ces vins, autour
d'une jatte de Punch. * Auffi ne de-
fefperai-je pas d'apprendre bien-tôt
qu'on le fait, puifque le Laudanum

* Boiffon commune en Angleterre, voyez la
fuite.

est deja servi dans les festins, &
dans les regals. A present le vin est
devenu aussi commun que l'eau,
& à peine les honnêtes gens hu-
mectent-ils leur manger avec quelqu'autre liqueur. Aussi voions-nous
par une experience journaliere, que
(comme les causes naturelles produisent toujours leurs propres effets) leur sang s'enflamme & produit la Goute, la Pierre, le Rheu-
matisme, des Fievres chaudes, des
Pleuresies, la petite Verole, ou la
Rougeole ; leurs coleres les portent
aux querelles, au meurtre, & au
blasphême ; leurs sucs sont desse-
chez, & leurs solides brûlez & ri-
dez. Ceux qui ont bon appetit &
qui digerent bien, n'ont jamais besoin de fortes liqueurs pour fournir ce qui manque aux esprits : de
telles liqueurs sont trop volatiles
& fugitives pour être d'aucune soli-
dité ou d'aucune utilité dans la vie.
Deux onces de viande bien dige-

rée produifent une plus grande quantité d'efprits, plus utiles & plus durables, que dix fois autant de liqueurs fortes, que le feul excès & la convoitife rendent neceffaires. Heureux parmi les honneftes gens ceux que leurs peres & meres, ou l'averfion naturelle pour les liqueurs fortes, ou que la providence, ont élevé jufqu'à l'âge de maturité & de difcretion, fans fe fervir & fans fouhaiter aucune quantité un peu confiderable de ces fortes de liqueurs : leurs paffions ont été plus calmes, leurs fenfations plus excellentes, leurs appetits moins déreglez, & leur fanté plus conftante qu'aucune autre caufe naturelle n'auroit pû la produire. Et mille fois heureux ceux qui continuent ce genre de vie jufqu'à leurs derniers momens. Rien n'eft plus ricicule que le prétexte ordinaire que l'on allegue pour continuer de boire quantité de

ces liqueurs spiritueuses : à sçavoir,
qu'on est accoutumé de boire de
cette maniere, & l'on s'imagine
qu'il est dangereux de quitter cette
habitude tout d'un coup. Par la
même raison, il n'y auroit pas moins
de danger de laisser celui qui seroit
tombé dans l'eau ou dans le feu,
que de l'en retirer soudainement.
Car ni l'un ni l'autre de ces élemens
ne le detruira pas plus certainement, avant son temps, que l'excès
des liqueurs fortes. Si l'on peut sup-
poser que la quantité des liqueurs
fortes, ausquelles on a été accoutumé, est préjudiciable à la santé, &
introduit des humeurs dangereuses dans la disposition du corps, le
plus-tôt qu'on en retranche l'usage,
c'est le meilleur. Dans une maladie aigüe personne ne craint de se
priver de liqueurs fortes, quelque quantité qu'on en ait pu
boire en temps de santé : & cependant tout changement soudain

d'humeurs feroit non-feulement
plus dangereux alors , qu'en tout
autre temps ; mais auffi il arrive-
roit plus vite , dans de pareilles
crifes. Car tout le fyftême des fluides , étant en fermentation , de petites alterations alors , ou de petites erreurs , ne feroient pas feulement plus fatales , mais plus
claires & plus fenfibles. Et fi
quelqu'un eft en danger par un
changement pareil & foudain ,
il ne peut pas vivre long-temps en
avalant tant de poifon. Mais le
fait en queftion eft faux & fans fondement. Car j'ai connu & remarqué que , de difcontinuer foudainement de boire de grandes
quantitez de vin , & de manger auffi beaucoup de viandes,
produifoit de bons effets fur
ceux qui avoient été long-temps
accoûtumez à l'un & à l'autre. Je
fuis prêt à nommer les perfonnes,
& je n'ai jamais remarqué qu'au-

cune mauvaife confequence en foit
arrivée en quelque cas que ce foit.
Ceux qui ont fait de continuels
excès , & dont les temperamens
ont été entierement ruinez, ont
vécu plus long-temps, & ont moins
fouffert dans leurs maladies en re-
nonçant foudainement à l'excès :
& ceux qui ont eu un fonds de
fanté à vivre plus long-temps , fe
font mieux portez, & font parve-
nus de cette maniere à leur terme. Je confèns que tout homme,
qui a été accoûtumé à boire du
vin, ou de fortes liqueurs, en boive
une pinte en 24. heures : & je fuis
tres- affeuré , que cette quantité
fuffit pour la fanté, quelque forte
que fon habitude ait été. A la verité
leurs efprits peuvent au commencement devenir foibles & lan-
guiffans , faute de la chaux vive
& du feu qu'on leur fourniffoit.
Mais, dans un cas pareil, la foibleffe des esprits n'eft pas une ma-

ladie , & ceux qui la souffrent
quelque temps , sont liberalement
récompensez par la santé, la tranquilité , & la liberté des esprits ,
dont ils jouissent après : pour ne
rien dire du bonheur qu'ils ont
d'être délivrez de la tyrannie d'une
habitude si mauvaise & si criminel-
le. Il suffira à ceux qui sont d'un
temperament délicat , ou qui
sont attachez à l'étude ou à la
contemplation, de boire au grand
repas trois verres d'eau avec une
cuillerée de vin. Et comme le dit
le Chevalier Temple , un verre
pour vous-même , un autre pour
vos amis , un troisiéme pour la
gaieté, & un quatriéme pour vos
ennemis, c'est boire plus que sufi-
samment.

§. 13. La grande erreur que
l'on commet dans cette affaire est,
que la plûpart des hommes s'imagine que l'yvresse est le seul remede pour la gourmandise ; &

qu'un excès de vin eft la guerifon
d'une indigeftion de viande : ce
qui eft la chofe du monde la
plus fauffe & la plus contraire
à la nature ; c'eft allumer,
comme on dit, la chandelle par
les deux bouts. Car, premierement, le vin, & toutes les autres liqueurs fortes, font auffi difficiles à digerer, & demandent autant de travail des facultez digeftives, que la forte nourriture elle-
même. Ceci n'eft pas feulement
évident par rapport aux perfonnes
d'un eftomach foible, mais auffi
parce que les perfonnes faines
qui ne boivent que de l'eau ou
de la petite biere, pourront manger
& digérer prefque le double de ce
qu'elles pourroient faire, fi elles
beuvoient des liqueurs fortes à
leurs repas ; comme chacun en
peut faire l'experience, s'il le juge
à propos. L'eau eft le feul menf-
true ou diffolvant univerfel, &
celui

celui qui humecte le plus feurement tous les corps propres pour
l'aliment ; au contraire il y en
a beaucoup que les liqueurs fpiritueufes non feulement ne dif-
foudront pas, mais qu'elles durci-
ront même & qu'elles rendront
plus difficiles à digérer ; particulierement les fels des corps, dans
lefquels confiftent leurs qualitez
actives , c'eft-à-dire , celles qui
peuvent nuire le plus à nos temperamens. J'ai connu des hommes
d'une complexion foible & delicate, qui ne pouvoient ni manger
ni digérer en beuvant du vin , &
qui en beuvant au repas de l'eau
commune & la beuvant chaude,
ont recouvré leur appetit; la digeftion s'eft rétablie, ils fe font bien
portez, & ont gagné de l'embonpoint. Il eft vrai que les liqueurs
fortes, par leur chaleur & leur ai-
guillon qui agit fur les organes de
la digeftion , en augmentant la

D

vitesse du mouvement des fluides, & par ce moyen animant les
autres fonctions animales, dissi-
pent par une gaieté plus presente,
le fardeau qui surcharge l'estomach : mais outre le préjudice
qu'une telle quantité de vin fait
ensuite à l'estomach & aux fluides, par sa chaleur & son inflammation, l'aliment est précipité dans
le corps, sans être cuit , & y met
une cause de fiévre ou d'un accès
de colique, ou de quelque autre
maladie chronique.

§. 14. Je remarquerai une autre erreur, qui est la passion extraordinaire que les gens au-dessus
du peuple (ici en Angleterre) ont
depuis peu pour les vins forts &
violens : je n'en sçaurois deviner
la raison, si ce n'est celle qu'apportent les plus francs , je veux dire le vulgaire , en presentant de
l'eau de vie à boire, que c'est afin
de s'enyvrer plus-tôt. Car certaine-

ment les vins mediocres & plus
legers , enflammant moins les
fucs animaux , quittent plus facilement l'eftomach , & donnent
plus de lieu à la gaieté & à une
longue converfation. L'excês
qu'on en fait , caufe moins de
mal,& l'on y apporte plûs-tôt remede. Mais il y a des degrés dans
cette matiere. *Nemo repente fuit*
peffimus. Perfonne n'eft devenu
tres-méchant tout d'un coup. On
commence par des vins foibles ;
mais l'ufage & la mode les font
bien-tôt quitter ; ils laiffent l'eftomach fade & mal fain;on a recours
à des vins plus forts , & encore
plus forts; on s'éleve par degrez
plus haut , & on paffe de l'Eau de
vie , aux Eaux des Barbades , &
aux Efprits doublement diftillez ;
jufqu'à ce qu'enfin on ne peut rien
trouver d'affez chaud. Ceux qui
ont quelqu'égard à leur fanté &
à leur vie , devroient trembler aux

D ij

premieres demandes qu'ils font de liqueurs si pernicieuses. On ne devroit jamais boire de ces Eaux fortes, que par l'ordre d'un Medecin, ou à l'agonie. Car quand des personnes font parvenues à cet état, que les fortes liqueurs deviennent neceffaires à leur plaisir, & à la liberté des efprits; on peut avec justice les mettre au nombre des morts; tant par rapport au peu de temps qu'elles ont à vivre, qu'au peu de fervice qu'elles peuvent fe rendre, & au genre humain. Je ne parle pas ici de ceux qui ont actuellement un accès de Goute, ou de Colique dans l'estomac. (*Nous ne devons pas mourir de peur de mourir.*) Je ne recommande pas non plus le verjus, ou les vins verds. Mais je fuis bien affeuré, tant par la raifon que par l'experience, que les vins legers d'une force moderée, bien meurs & de deux ou trois feuilles, font beaucoup preferables

pour la gaieté & la converfation,
beaucoup plus fains pour les temperamens des hommes, & beaucoup plus propres pour la digeftion, que les vins chauds & forts.
On ne devroit jamais boire des
vins fpiritueux, forts, & pefans, fans
les détremper fuffifamment avec
de l'eau ; au moins, on ne devroit s'en fervir, que comme d'Eau
de vie, ou d'efprit, & comme d'un
cordial. *Ad fummum tria pocula fu-*
me. Or, n'en prenez tout au plus
que trois verres. Tout ce qu'il y a
de plus eft excès, & nous oblige
d'en faire pénitence.

§. 15. Je n'ai pas ici deffein d'interdire les moyens innocens dont
on fe fert pour animer la converfation, charmer les chagrins, augmenter l'amitié, & pour réveiller
& relever les efprits abbatus, le
verre à la main dans un repas d'a-
mis fociables. J'approuve même la
gaieté renfermée dans des bornes

D iij

Chrétiennes, & qui n'a point de mauvaise suite. Les personnes sobres recevront peu de préjudice de ces sortes de petites débauches, quand elles n'arrivent que rarement, & particuliérement quand ils les corrigent enfuite, par une plus grande abstinence. Mais le plus bas caractere qui soit dans la vie, est celui d'un yvrogne. S'il n'y avoit que les fcelerats, les gens de neant & perdus de débauches, qui s'abandonnaffent à ces excès; les efforts que l'on feroit pour les en retirer, seroient aussi vains, que ceux que l'on feroit pour arrêter une tempête, ou calmer un orage. Mais à préfent que le vice est devenu épidémique ; puifqu'il s'est glissé non-feulement parmi les artifans & les gens de métier, mais parmi ceux qui ont le genie le plus brillant, le goût le plus fin & les qualitez de l'efprit les plus accomplies ; & même, le dirai-je, dans la partie du

genre humain la moins corrompue, parmi des personnes du sexe
d'un esprit très-poli, & de la vertu la plus severe; & ce qui est encore de plus surprenant, celles mêmes, qui à tous autres égards sont
irréprochables ; puis que, dis-je,
les choses en sont là, il ne sera pas
mal à propos de faire voir, jusqu'à
l'évidence d'une démonstration,
la folie aussi-bien que le désavan-
tage d'un pareil genre de vie. Un
accès de colique, ou de vapeurs,
un malheur domestique, un accident, la mort d'un enfant, ou
d'un ami, avec l'aide d'une femme,
de chambre, d'une Sage-Femme,
ou d'une voisine, produisent souvent les sources & les causes im-
portantes d'un effet si fatal. Une
petite défaillance demande quelques goutes d'esprits, qui coulent
vite sous le nom de Medecine; les
goutes engendrent les petits coups;
& les petits coups se reproduisent

D iiij

souvent, jusqu'à ce qu'ils deviennent sans poids & sans mesure ; de
sorte qu'enfin la pauvre creature
souffre un vrai martyre, entre sa
modestie naturelle, la grande necessité de cacher ses demandes ; &
ce qu'il y a encore de plus grand,
entre les moyens de les satisfaire.
Ces goutes & ces petits coups ayant
engendré de plus grands & de plus
rudes accès hysteriques, des trem-
blemens, & des convulsions, produisent une necessité ulterieure de
goutes, de petits coups, & de de-
mi-septiers ; jusqu'à ce qu'une hydropisie favorable, des convulsions, un atrophie de nerfs, ou une
diarrhée colliquative, les délivre
d'un état si déplorable ; si une fiévre, ou une frenésie ne le fait pas.
Les plus tristes reflexions se font
souvent élevées dans mon esprit,
quand j'ai vu que même certaines
personnes qui paroissent d'ailleurs
vertueuses & de bon sens étoient

tellement garrotées de ces chaînes
& de ces fers, qu'elles les ont portez jufqu'au tombeau. Elles étoient
fourdes à la raifon & à la Medecine, à leur propre experience, &
même aux paroles formelles de l'E-
criture, qui dit : Que *l'yvrogne n'hé-*
ritera pas le Royaume du Ciel. Encore fi ce poifon charmant les
gueriffoit actuellement, ou adou-
ciffoit leurs maux de temps en
temps ; on pourroit dire quelque
chofe pour excufer la folie & la
frenéfie d'un pareil genre de vie.
Mais au contraire, il irrite toujours
& augmente tous leurs fymptomes
& enfuite leurs fouffrances, excepté quelques momens immediate-
ment après qu'on l'a pris ; & chaque
petit coup produit la neceffité de
deux autres, pour guerir les mauvais effets du premier ; & on achete
le plaifir d'une minute par plufieurs
heures de peines & de mifere plus
grande ; outre que la maladie de-

vient plus incurable. L'abbattement d'esprit n'est pas en lui même une maladie; outre cela il y a dans l'Art des Remedes qui le soulageront toujours, aussi long-temps qu'il restera quelqu'huile dans la lampe; & c'est en vain qu'on tâche de ressusciter un mort. L'exercice, l'abstinence, & les evacuations convenables, avec le temps & la patience, le rendront continuellement supportable, & très-souvent le gueriront parfaitement. S'habituer aux petits coups de fortes liqueurs, c'est tout d'un temps abandonner le tout; car ni le Laudanum, ni l'Arsenic, ne tueront pas plus certainement, quoi que plus vite. C'est badiner, que de prétendre que c'est une medecine, ou un remede présent. Les cordiaux de quelque sorte qu'ils soient, même ceux que l'on tire des boutiques des Apoticaires, ne font que suspendre le mal pour un temps, pour gagner du délai, jufqu'à ce que les remedes propres & qui ont la vertu de les déraciner puiffent avoir lieu : & l'on ne doit jamais s'en fervir deux fois, immédiatement l'une après l'autre, que dans la derniere neceffité. Je puis dire avec fincerité que s'il y avoit un fonds de vie, & nulle maladie incurable compliquée avec l'abbattement & la foiblesse, je n'ai jamais manqué de foulager par l'ufage d'autres remedes propres les hypochondriaques, ceux qui étoient-fujets aux vapeurs, & les hyfteriques ; & de les foulager de maniere à leur rendre la vie tolérable, pourvu qu'ils vouluffent fe laiffer gouverner, & fuivre le régime que je leur prefcrivois. La neceffité du fujet m'a forcé de parler de cela, comme j'ai fait, mais il eft fi défagréable de le faire, que je n'en dirai pas davantage.

§. 16. Aprês les petits coups d'Eau.

D vj

de vie, il n'y a point de liqueur
qui merite d'avantage d'être notée
d'infamie, & d'être bannie des repas des Personnes délicates, valetudinaires, & attachées à l'Etude,
que le Punch. C'est une composi-
tion de Parties, dont il n'y en a pas
une qui soit saine, ou bienfaisante
à ces sortes de complexions, excepté l'Eau pure qui y entre. Le
principal ingredient est l'Eau de
Cannes de Sucre, l'Arrac, l'eau de
vie, ou les esprits de Grain, tous
éxaltez par le feu, des jus fermentez de plantes apportées des Pays
meridionaux, ou qui ont soutenu
le plus longtems la chaleur du Soleil dans notre propre Climat : &
l'on remarque, que toutes les choses qui ont passé par le feu, en sorte qu'il ait eu un tems convenable
pour diviser & penetrer leurs parties, autant qu'il est possible, retiennent, même aprês, une qualité caustique, corrosive, & brulante.

Ceci eſt évident par le goût igné
& par le toucher ardent des Eſprits nouvellement tirez ; comme
auſſi par la qualité brûlante de la
Pierre à chaux, qui, quoi qu'étein-
te par l'Eau bouillante, retient toujours aprês ſa qualité d'échauffer &
deſſécher, comme il paroît par le
grand uſage de l'Eau de chaux,
pour deſſécher tous les ulceres humides, quand on la donne ſeule
intérieurement, ou qu'on la mêle
avec des Sudorifiques de bois & de
racines ; & par le ſuccez qu'elle a
quand on l'applique extérieure-
ment pour les mêmes Sujets. Et
quoique le tems puiſſe en quelque
façon avoir l'avantage, & diminuer
ces qualitez, dans ſes operations
ſenſibles & ordinaires ; cependant
comme l'Eau eſt un corps plus
groſſier que le feu, ou la flamme,
elle ne peut jamais le pénetrer juſqu'à éteindre entierement ſa chaleur la plus intime ; particuliere-

ment si nous considerons, que les
Esprits ne sont qu'un amas de sels
fins & d'Huile leger e liez ensemble
dans le plus petit volume : les premiers sont si durs & si solides qu'ils
retiennent naturellement leur chaleur le plus longtemps, & que l'Eau
ne sçauroit les penetrer; l'autre, je
veux dire l'Huile, s'allume si vite,
qu'elle reçoit très promptement la
chaleur & prend feu tres aisément.
Elle défend les sels du pouvoir que
l'eau peut avoir sur eux. Et dans la
distillation continue des Esprits ,
cette action du feu est si forte, qu'-
elle les réduit à la fin en flammes liquides , qui s'évaporeront en fumée & en flammes visibles. L'autre
partie principale de la composi-
tion du Punch est le jus d'Oranges
& de Citrons. Et si nous faisions
attention , qu'une Orange, ou un
Citron , cueilli dans sa parfaite maturité , ne pourroient jamais nous
être transportez à moitié chemin

par mer , fans être pouris ou gâtez,
nous ne ferions pas grand cas de
leur jus. Tous les Marchands Efpa-
gnols ou Portugais peuvent nous
apprendre , que ces fruits doivent
être cueillis verds, ou au moins un
mois avant leur maturité ; autrement il ne font pas propres à être
tranfportez par mer. L'air de la
mer, joint à ce qu'ils font renfer-
mez & preffez, leur donne cette
couleur jaune d'or , que nous ad-
mirons tant. Le jus de Pommes
fauvages, ou de Raifins verds, ou
de Grofeilles , ou même le bon
jus d'Ozeille , parviendroient enfin à la vertu qu'ils ont d'éteindre
la chaleur des Efprits , s'ils ne par-
venoient pas à leur Saveur. Et combien de pareils jus feroient agréa-
bles aux Fibres fines des eftomachs
& des Boyaux foibles , c'eft ce que
je laiffe au jugement de tout le
monde. La verité eft , que tous les
jus qui fermentent comme ceux-ci

le font extraordinairement , doivent préjudicier extrêmement aux
complexions foibles ; car rencon-
trant les cruditez dans les intestins,
il faut qu'ils y livrent un combat &
une nouvelle colluctation , & que
de cette maniere ils enflent toutes
les cavitez du corps humain , par
des fumées & des vapeurs, qui font
l'ennemi qui fait le plus de mal à
des intestins tels que ceux de ces
personnes. Et dans les Indes Occi-
dentales, où les Peuples font dans
la necessité de boire beaucoup, à
cause de la violence de la chaleur,
n'y ayant pas de liqueurs convenables, ils font forcez de boire beaucoup de Punch. Aussi quoi que les
Oranges & les Citrons y soient dans
leur perfection , ils font generalement affligez de maladies mortelles, comme de nerfs , de Coliques,
de Paralysies , de Crampes , & de
Convulsions , qui les enlevent en
peu de jours ; ce qu'on attribue en-

tierement à ce mélange empoifon-
né. Dans de pareils cas les Eaux de
Bath font le feul Remede ; on fe
depêche d'y aller, fi l'on y peut arriver en vie. Et des Hommes de ma
Profeffion, auffi bien que leurs malades, m'ont appris ce fait. Et on
attribuoit univerfellement la caufe
de ces maladies , que ces gens a-
voient eues, au Punch & aux Liqueurs fpiritueufes. Si les Acides
font indubitablement neceffaires,
les Vineux font les meilleurs & les
plus feurs. Quoi que les Romains
euffent des Acides vegetables en a-
bondance, ils ne s'en fervoient gue-
re que dans la Cuifine ; ou la quantité de ce Poifon étoit fi petite, qu'-
elle ne pouvoit pas leur faire affez
de mal, pour en deffendre l'ufage
dans les gouts délicats qu'ils don-
noient à leurs Sauces : & la Boiffon
conftante des Gens de Guerre d'un
rang inférieur , étoit de l'eau & du
vinaigre, qu'ils trouvoient d'un u-

ſage excellent, tant pour prevenir
les Fiévres, la Peſte, & la Putrefaction, que pour donner de la force
à un lent elément, & l'empêcher
de ſe loger dans le Corps. Delà eſt
auſſi venu le grand uſage de l'Oxy-
mel & de l'Oxycrat, (c'eſt-à-dire,
du vinaigre avec du miel & de
l'eau) parmi les anciens Medecins.
Et toutes les fois qu'ils ordonnoient
un Acide, ils y joignoient tres-ſa-
gement un correctif; tant pour é-
tendre ſes bons effets, que pour
prévenir les mauvais. Les deux in-
grédiens qui reſtent, ſont le Sucre
& l'Eau : je les abandonne à ceux
qui boivent du Punch, & je leur en
accorde toute l'utilité, qu'ils peuvent faire entrer dans cette compoſition. Cependant il reſtera encore dans cette compoſition, une
malignité aſſez grande, pour la faire
deteſter par les perſonnes delicates & valetudinaires, qui font quelque cas de la ſanté & de la vie; ou

du moins pour les empêcher d'en faire un frequent ufage , ou d'en prendre en quantité ; car il eft des poifons , qui ne font poifons que par leur quantité. Les gens robuf-tes , les volupteux , & les gens a-bandonnez, n'ont pas befoin d'avis, au moins n'en veulent-ils prendre aucun. Je n'ai jamais pû voir qui que ce foit dans fon bon fens , s'a-bandonner à cette liqueur de Païen, qu'elle ne plongeât au plûtôt, & tout d'un coup dans la plus pro-fonde yvreffe. C'eft de toutes les li-queurs quelles qu'elles puiffent être, celle qui tient le plus long-tems les gens dans l'accès, qui les prive le plus entierement de l'ufage de leurs fa-cultez intellectuelles , & des or-ganes du corps. Le Punch eft tres femblable à l'Opium , tant dans fa nature que dans la maniere de fon operation ; & il approche le plus près de l'Arfenic dans fes qualitez deftructives & venimeufes : & ainfi

je le leur abandonne. *Celui qui ſa-*
chant ceci ne laiſſera pas d'en boire,
mourra.

§. 17. Quant aux Liqueurs qu'on
tire de la Dréche, ou du malt, c'eſt
à dire du grain germé, ſi l'on en
excepte la petite Biere ; elles ne
ſont gueres en uſage, que parmi
les artiſans & les chaſſeurs au re-
nard. Les François les appellent a-
vec juſtice de la Soupe d'Orge. Je
ſuis bien ſeur, qu'un eſtomach foible peut digerer auſſi vite & avec
moins de peine, du porc & de la
purée, que de l'Ele des Comtez
d'Yorck & de Nottingham. Elle
fait de la glu excellente ; & quand
elle a été quelque tems gardée ſur
un feu doux, elle fait la plus gluante & la meilleure emplâtre, qu'on
puiſſe inventer, pour de vielles en-
torſes ; & même la petite biere, que
l'on boit ordinairement à Londres,
ſi elle n'eſt bien bouillie, tres claire, & raiſonnablement vieille, elle

nuira aux Perſonnes qui ont les
Nerfs foibles , & la digeſtion tar-
dive. Car fermentant de nouveau
dans les canaux alimentaires , elle
remplira toutes les cavitez du
corps de fumées & de vapeurs ,
qui à la longue joueront de mauvais tours à un temperament ca-
duc. Enfin les Perſonnes valetudinaires, celles qui s'appliquent à l'é-
tude & à la contemplation, doivent
ſe contenter par jour d'une pinte
de vin mediocre & leger , une
demi-pinte pure , & l'autre avec
de l'Eau.

§. 18. Depuis que le luxe étran-
ger a été introduit dans ſa perfection ici, il y a une eſpece de liqueur en uſage parmi les honnêtes gens, que quelques grands Doc-
teurs ont hautement & ſolennel-
lement condamnées, & que d'autres ont recommandées avec autant d'extravagance : je veux dire,
le Caffé , le Thé, & le Chocolat.

Quant à moi, je crois que toute
leur vertu consiste dans l'habitude; & que tout le mal qu'elles font,
vient de l'excès. Pour ce qui regarde le Caffé, c'est une pure chaux,
ou une espece de petites Féves bru-
lées, mais plus legere à l'estomach
& d'une saveur un peu plus agréable. Les Turcs s'en servent aussi bien
que de l'opium au lieu d'eau de vie.
Mais la raison dont ceux qui en usent
avec excés, se servent pour s'excu-
ser sur cette Coutume Mahometa-
ne, est foible & sans fondement;
car ceux qui en usent là, en souffrent, comme nous en souffrons ici,
Et ceux qui en font débauche, deviennent stupides, foibles, & paralytiques, particulierement quand
ils y joignent l'opium, ce qu'ils
font frequemment, comme font ici
ceux qui en prennent avec excès;
& ils font autant exposez au mépris
des personnes sérieuses, que nos
beuveurs d'eau de vie le font ici.

Une Tasse ou deux de Caffé , avec un peu de Lait pour l'adoucir, dans un tems crud & humide , non seulement ne peut pas faire de mal , mais c'est un soulagement actuel pour un estomach aqueux & flegmatique. Mais il est aussi ridicule , & peut-être plus nuisible , au moins à ceux qui ont le corps mince & sec , de barboter dans le Caffé deux ou trois fois le jour , qu'il le seroit de ne boire que de l'Eau de Chaux échaudée.

Il y a deux sortes de Thé , le Verd & le Bouy. M. Cuningham , qui est une Personne trés sçavante & trés polie , & qui a vécu plusieurs années à la Chine , nous apprend que ces deux especes de Thé se tirent du même Arbrisseau , mais en differentes saisons ; & que le Thé Bouy est cueilli au Printems , & seché au Soleil , & le verd au Feu. Mais je soupçonne , & non sans authorité , qu'outre ces differentes

manieres de les sécher , on verse
l'infusion de quelqu'autre Plante ,
ou de Terre (peut-être d'une pareille à celle du Japon , ou de Ca-
techu) sur quelques sortes de Thé
Bouy , pour lui donner la douceur, la saveur , & la pesanteur
qu'il a sur l'estomac ; par le moyen
de quoi il devient une pure dro-
gue , & a besoin de la simplicité naturelle du Thé Verd , qui quand il
est leger , qu'on ne le boit ni trop
fort ni trop chaud , & qu'il est a-
douci avec un peu de Lait , est un
dílayant trés propre à nettoyer les
Passages alimentaires , & emporter
les sels scorbutiques & urineux ;
pour ceux , qui vivant grassement
& librement, en usent au déjeuner:
comme aussi le Thé, que l'on fait
d'une Orange ou d'un Citron cou-
pé par tranches , contribue des
mieux à la digestion après un bon
Repas, ou quand on est altéré entre les Repas ; & ce Thé est beaucoup

coup plus feur & plus efficace, que
les petits coups d'Eau de vie, ou
les cordiaux forts, que l'on prend
ordinairement pour ce fujet. Qüel-
ques Perfonnes qui ont les nerfs
tendres & foibles, tombent dans
l'abbatement & le tremblement,
en beuvant de ces liqueurs trop
librement : ces maux viennent ou
de la trop grande quantité qu'on
en prend, ou de ce qu'elles irritent
les fibres tendres & délicates de
l'eftomach. Ces fortes de Perfonnes
doivent les éviter foigneufement;
& s'en abftenir, comme des goutes & des petits coups de liqueur
forte. Mais je ne pourrai jamais être
de l'opinion de ceux, qui attri-
buent le grand nombre de maladies fcorbutiques, de vapeurs, d'abbatement d'efprit, & de foiblefe de
nerfs fi frequents aujourd'hui en
comparaifon de ce qu'elles étoient
du tems de nos ancêtres; à la coutume de boire trop fouvent & trop

E

librement ces infusions étrangeres,
La cause n'est pas proportionnée à
l'effet, & n'a certainement aucune
analogie ni connexion avec lui,
Nous sçavons que l'eau échauffée,
avance & aide plus qu'aucune autre chose la digestion dans des estomacs foibles,& en des Personnes
qui ont les nerfs tendres. Et j'ai vu
bien des gens dans ce cas se rétablir à merveille par l'eau seule ;
tandis que les eaux minerales froi-
des, les liqueurs ameres, les cordiaux, & les petits coups d'Eau de
vie, faisoient plus de mal que de
bien. Et le Thé n'est qu'une infusion d'une plante innocente dans
l'eau : je dis, innocente, parce que
nous trouvons par son goût qu'il
n'a point de qualitez ni pernicieuses, ni destructives, ni âcres ; &
nous sommes seurs par l'usage qu'on
en fait dans les pays d'où il vient,
(qui sont plus vastes que la plus
grande partie de l'Europe) que

les Peuples n'en reçoivent aucun
préjudice, mais au contraire qu'il
avance & la digeſtion & la tranſpiration. Ce qu'on dit pour prouver qu'il relache l'eſtomac & les
boyaux par ſa chaleur, n'eſt d'aucune force: car à moins que de le
boire plus chaud que n'eſt le Sang
même, il ne peut nuire. Nous
voyons ceux qui conduiſent les
Bains, pàtrouiller une grande partie du jour, pendant au moins ſix
mois de l'année, dans l'eau auſſi
chaude que le Thé fut jamais bu,
ſans en recevoir aucun mal ; ſi ce
n'eſt lors qu'ils boiveut trop abondamment des liqueurs fortes, pour
étancher la ſoif que l'eau chaude
produit. Quoiqu'il en ſoit, je con-
ſeille à ceux qui prennent beaucoup de Thé, de ne le boire guére
plus chaud que tiéde ; par ce
moyen ils en recevront toute l'utilité qu'il peut produire, & ils ſe ga-
rentiront du mal qu'il pourroit

peut-être leur faire.

Quant au Chocolat, je crois qu'il est trop chaud & trop pesant, pour les Personnes qui sont valetudinaires, & qui ont les nerfs foibles. J'ai remarqué auparavant, que les Noix passent à travers les canaux alimentaires sans être digerées, ni alterées ; & quoique quelques unes de leurs parties les plus volatiles puissent se séparer ; je doute, cependant, qu'elles puissent fournir beaucoup de nourriture aux Personnes qui digerent difficillement. Quelques uns disent, que le Chocolat leur donne de l'appetit ; cela veut peut-être dire, que quand ils ont bon appetit à leur dejeûné, il est vraisemblable qu'il peut durer tout le jour. Mais je crois que c'est un appetit faux & hysterique, tel que celui que les vins subtils, & les humeurs mordicantes produisent dans l'estomac. Car les choses grasses & huileuses, comme

font toutes les noix, font difficiles à digerer,& font long-tems dans
l'eftomach, pour les raifons que j'ai
déja expliquées. Le chocolat peut
être de quelque utilité contre l'irri-
ration du fel & des humeurs aiguës
dans les boyaux : & c'eft pour cette raifon, qu'il peut être bon dans
les coliques & la gravelle, pour
ceux qui ont la digeftion forte &
robufte ; mais il ne peut jamais être
un bon aliment pour ceux qui ont
les nerfs foibles , & une complexion infirme. Il n'y a certainement
rien de fi leger fur l'Eftomac, que
les végetaux farineux ; comme les
pois, les féves, le millet, l'avoine,
l'orge, le fégle, le froment, le fago , le riz, les patates , & femblables. Je confeillerois toujours
aux valétudinaires , & à ceux qui
ont les nerfs foibles , de faire leurs
deux moindres ou feconds repas ,
de quelqu'une de ces ces farines ,
mêlées dans du lait ou de l'Eau.

E iij

Le tabac est une autre mauvaise herbe étrangere, d'un grand usage en Angleterre ; non pas tant parmi les honnêtes gens, que parmi ceux d'une condition mediocre, & d'un rang inferieur. Ceux qui sont d'une complexion épaisse & flegmatique, qui abondent en humeurs sereuses & aqueuses, qui sont sujets aux toux, aux catharres, & aux maladies asthmatiques ; qui ont des maux de dens violens, ou des fluxions aux yeux ; dont les estomacs sont froids & pleins d'Eau, & qui vivent librement dans l'abondance ; trouveront que de mâcher & de fumer du tabac est une évacuation tres-utile, qui emporte les humeurs superflues, les cruditez, & le flegme froid, pourveu qu'ils évitent avec soin d'en avaler la fumée, ou le jus ; & qu'ils ne boivent rien après avoir fumé ou mâché, qu'ils n'ayent rincé leur bouche avec de l'eau, qu'ils rejetteront. Mais il eſt trés pernicieux & funeſte à ceux qui ſont minces , maigres, & étiques ; parce qu'il échauffe leur ſang, deſſéche leurs ſolides, & prive l'aliment de cette ſalive qui eſt ſi abſolument neceſſaire à la digeſtion. Prendre les feuilles par le nez le matin, ou celles qui ſont groſſierement coupées , cauſera d'abord un flux de rheume par les glandes du nez ; & ſera d'un bon uſage pour décharger la tête & éclaircir les yeux. Mais la coutume ridicule , de prendre continuellement des poudres falſifiées, & d'autres drogues étrangeres que l'on vend pour tabac en poudre; ne peut que nuire aux yeux & même à l'eſtomac ; au moins ſi nous ajoutons foi au rapport de ceux qui diſent qu'ils en ont tiré de leur eſtomach.

§. 19. J'ai taché, par quelques remarques, & par quelques reflexions, d'aider le lecteur à le rendre capable de déterminer la quantité

E iiij

& la qualité de l'aliment solide, necessaire ou pour prévenir, ou pour
guerir les maladies chroniques. Il
ne sera pas mal à propos, de faire
ici quelques reflexions aussi sur la
proportion convenable du boire
propre pour ce dessein. Le boire
comme le manger doit être different, & inégal selon l'âge, la stature, le travail, & le temperament de la Personne, & la saison
de l'année. J'ay entrepris de limi-
ter la quantité de liqueurs fortes,
les plus propres à conserver la santé & à prolonger la vie en general,
à une livre ou à une pinte, de la
moyenne grandeur. Mais les gens
maladifs, les viellards, & ceux qui
voudroient guerir une maladie
chronique, doivent même diminuer quelque chose de cette quantité. La seule question qui reste,
est de sçavoir la quantité d'eau, ou
de liqueurs aqueuses propres à être
mêlées avec cette forte liqueur,

ou bues toutes feules :car dans l'eau
même, toute innocente qu'elle eft
de fa nature,il y a du choix à faire,
de la préference à donner à l'une
plutôt qu'à l'autre ; parce que, trop
d'eau fervira feulement à élargir
& enfler les vaiffeaux, & à emporter quelques unes des plus fines &
des plus nutritives parties du chyle;
& trop peu ne fuffira pas pour humecter l'aliment folide , ou pour
rendre le chyle affez mince & affez
fluide , pour circuler à travers des
vaiffeaux fins & déliés. Je fuppofe
que mon malade n'ufe point d'autres mets de cuifine, que du bouilli
& du rôti ; & qu'il ne mange que
de la viande fraîche. Faire bouillir
la chair,cela tire les fucs forts & fé-
tides ; cela la rend moins nutritive,
plus trempée , plus legere , & d'une
digeftion plus facile. D'un autre
côté , de la faire rotir, cela la laiffe
plus remplie de jus forts & nutri-
tifs , plus difficile à digerer , &

E v

moins délayante. C'est pourquoi ,
ceux qui doivent manger de la
chair d'un animal adulte & qui est
en pleine maturité d'âge, la man-
geront bouillie,& même bien bouillie si leur digestion n'est que foible.
Ceux qui se nourrissent de chair de
jeunes animaux, ce qui est le meilleur pour les estomacs foibles doivent la manger rôtie ; mais il faut
qu'ils en mangent moins que si elle
étoit bouillie ; il faut qu'ils l'humectent davantage : car comme le
rôti a une meilleure saveur , &
plus de nourriture, aussi n'est-il pas
si mollasse sur l'estomac.; il n'en
sort pas & ne coule pas si vîte , & il
ne détruit pas la trituration , qui a
quelque part, tant dans les premieres digestions, que dans les suivantes : mais il aura plus besoin d'être
dilayé & d'être plus abondamment
humecté, par un dissolvant d'eau ,
pour adoucir ses fibres les plus rigi-
des & les plus rôties. Si donc on

suppose que tout le poids de l'aliment solide , en vingt quatre heures , est d'une livre & demie ; alors
trois livres de liqueur , c'est-à-dire ,
une de forte, & deux de quelque fluide aqueux, suffiront pour l'humecter
abondamment. Car de cette maniere il y aura deux particules de fluide,
contre une particule de solide; qui,
en retranchant les parties solides
jettées par la selle , suffiront pour
rendre le chyle parfaitement délié ,
& pour le faire circuler à travers les
petits canaux , dont les diamétres
sont plus grands que ceux de la particule solide ; ce qui est la fin principale de sa fluidité & de sa subtilité. Une plus grande quantité que
celle-ci , élargiroit les vaisseaux , &
emporteroit les plus fines parties du
chyle par l'eau & la transpiration: car
nous trouvons constamment, que
tous les deux sont augmentez par
une dose trop copieuse de fluides ;
& une moindre quantité ne suffi-

roit pas pour humecter l'aliment.
C'est pourquoi, je conseillerois à
ceux qui ont l'estomach foible, &
les nerfs relâchez, de mêler leur vin
avec la quantité susdite d'eau chaude, au moins tiéde, avec une crou-
te de pain brulée, & de le boire
quand ils ont fini leur repas, s'ils
le peuvent faire avec facilité, plutôt qu'en mangeant. Car les parties les plus spiritueuses & les plus
nourrissantes de l'aliment coule-
ront plus vite, sans être beaucoup
détrempées ; & ce sera la plus dure
& la plus épaisse partie qui reste, qui
en aura le plus besoin. Et si quelquefois après leur grand repas, ils
se trouvent surchargez, s'ils sentent
des aigreurs, & des soulevemens
d'estomach, ou s'ils baillent beaucoup ; qu'ils humectent à longs
traits leur aliment avec du thé verd
& du lait tiéde, ou avec de l'eau
chaude, plutôt que de courir aux
petits coups de liqueurs & aux cor-

diaux, l'antidote le plus ufité & le
plus pernicieux dans de pareils
cas. Et quand on fent une oppreffion pefante, beaucoup de peine
& de grands efforts dans la digeftion ; il faut avoir recours au Car-
duus, ou à la fleur de Camomille
prife en guife de thé, plutôt que de
donner dans ces liqueurs empoifon-
nées & brûlantes ; qui, quoi qu'elles puiffent diminuer la fouffrance
pour le préfent, & précipiter la
premiere digeftion, le leur fait cependant payer bien cherement,
quand le fardeau de cruditez qui
n'eft pas digeré, vient à paffer par
les felles, ou par la tranfpiration,
foit en leur caufant des coliques,
des tranchées, des vapeurs, & l'oppreffion des efprits ; ou par une défaillance generale, & par des douleurs & des points de rheumatifme.

§. 20. Au fujet des Cordiaux,
dont j'ai fait mention dans un des
articles precedens ; je ne fçaurois

m'empêcher d'en donner un, dont j'ai éprouvé long-temps les vertus & les proprietez ; & je ne l'ai jamais trouvé sans succês, lors même que tous les autres remedes étoient inutiles & sans effet. Ainsi je recommande à tous ceux qui sont sujets aux abbatemens d'esprits, aux défaillances, aux oppressions , aux maladies d'estomac, aux maux de tête, & aux vapeurs, de l'avoir toujours chez eux ; comme aussi à ceux qui, ayant besoin de paroître avec éclat dans quelque affaire de consequence, manquent pendant quelque peu de temps d'un flux d'esprits, pour ce sujet ; ou quand quelqu'accident soudain arrive de soi-même par la disposition où se trouve le corps : Je le regarde comme une espece de remede universel, mais il ne faut jamais s'en servir, que dans de pareilles occasions : parce que l'usage le peut affoiblir, s'il ne détruit pas entierement sa vertu : voici comment il fe fait.

Prenez de l'eau fimple de fleur
de Camomille, fix onces; des eaux
compofées d'Abfynthe, & de Gen-
tiane, de chacune une once & demie; de l'efprit compofé de Lavande, du fel volatile, de la teinture de
caftor, & de la gomme armonia-
que diffoute dans quelque eau
fimple, de chacune deux dragmes;
teinture de Biftorte, & teinture de
Species Diambræ, de chacune une
dragme ; des huiles chimiques
de Lavande, de Geniévre, & de
Mufcade, de chacune dix goutes;
mêlées avec une partie d'un jaune
d'œuf, pour rendre le tout uni-
forme; de l'*Affa fœtida*, & du Cam-
phre dans un petit morceau de
linge, de chacune une demi dragme : Mais ceux qui trouveront
ces deux derniers défagreables,
pourront ne les pas mettre. Deux,
trois, ou quatre cueillerées de ce
Cordial, eft un fecours préfent dans

les occasions que j'ai dit. Il se gardera six mois dans sa force.

Regles generales qu'il faut observer par rapport au boire & au manger, pour conserver sa santé & prolonger sa vie.

1. La grande regle du boire & du manger pour conserver la santé, est d'ajuster la qualité & la quantité de notre nourriture, à nos facultez digestives. On peut juger de la qualité par les regles suivantes.

2. Les substances qui sont composées de parties plus grossieres sont plus difficiles à digerer; leurs particules constituantes étant plus liées ensemble, & par conséquent adhérant plus fermement.

3. Les substances dont les parties sont unies par une plus grande force, ont proportionellement une cohérence plus serrée, que celles qui se lient par une force plus petite.

4. Les fels fe feparent très-diffici-
lement, parce qu'ils font unis par
des furfaces planes, fous lefquelles
ils font toujours compris ; & dans
les extrémitez où la circulation eft
plus lente, ils s'amaffent vite en
de plus grands pelotons, & par confequent il y a plus de difficulté de
changer leur difpofition. Nous pouvons aifément conclure de ces chofes. 1°. Que les vegetaux & les animaux qui viennent le plus tôt en
une pleine maturité, font plus faciles à digerer, que ceux qui font
plus long-temps à atteindre cet
état. 2°. Que ceux qui font les plus
petits dans leur efpece, le font
auffi plus que les plus grands. 3°.
Que ceux qui font d'une fubftance
féche, charnue, & fibreufe, le font
encore plus que ceux qui font gras,
huileux, & glutineux. 4°. Ceux qui
ont une fubftance blanche, plus
que ceux d'une couleur vive. 5°.
Ceux qui font d'un goût doux &

agreable, plus que ceux qui ont un
goût fort , piquant, & aromatique.
6°. Les animaux de terre, plus que
les marins. 7°. Les animaux qui
vivent de vegetaux , ou d'autres
alimens legers, plus que ceux qui
fe nourriffent d'autres animaux, ou
d'alimens durs & pefans. 8°. Que la
nourriture que la nature a defti-
née pour les jeunes animaux, eft
plus legere que la chair de ces
animaux mêmes.

5. Toute la volaille engraiffée,
& le bétail nourri dans l'étable, &
même les vegetaux forcez & venus
fur des couches chaudes, tendent
plus à la putrefaction, & par confequent font moins propres pour la
nourriture de l'homme, que ceux
qui font nourris & élevés d'une
maniere naturelle.

6. L'aliment fimplement apprêté
eft d'une digeftion plus facile, que
celui qui eft mariné, falé, mis en
pâte, fumé ; ou qui eft, de quel-

que maniere que ce soit, de haut
goût.

7. Les hommes robustes, ceux
d'une haute stature & qui travail-
lent beaucoup, & ceux qui demeurent dans un air pur & froid, ont
besoin de plus de nourriture, que
les femmes, les enfans, les gens
foibles ou sedentaires, les vieillards, & ceux qui demeurent dans
un climat plus chaud, ou dans un
air plus grossier.

8. Rien ne contribue davantage
à conserver la santé & à prolonger
la vie, que l'abstinence, une nourriture simple, avec un travail convenable.

9. Où l'exercice manque, (comme dans les personnes attachées à
l'étude) il y a un plus grand besoin
d'abstinence ; pour ceux-là , huit
onces d'aliment animal, & douze
de vegetable, suffisent en 24. heures.

10. La plûpart des maladies
chroniques viennent de replétion ;

comme il paroît en ce que la cure
s'en fait par évacuation.

11. Les personnes délicates doivent faire abstinence autant qu'il leur est possible : & si elles le negligent, leur seul remede est, d'avoir recours aux frequentes purgations domestiques & stomachales.

12. Une regle simple pour juger de la quantité est, de ne pas manger autant qu'il faut pour se rendre inhabile à vaquer à ses affaires.

13. Une regle plus sensible & plus prompte est, de trouver premierement par l'experience combien d'aliment convient, pour se sentir leger & sain après l'avoir pris ; & ensuite en déterminer toujours la quantité à l'œil ; la nature n'y recherchant pas une exactitude mathématique.

14. Le porc & le poisson ne sont pas des alimens propres pour les gens d'étude, ni pour les personnes délicates.

15. L'eau eft de toutes les boif-
fons la plus naturelle & la plus faine : elle excite l'appetit & fortifie le
plus la digeftion.

16. Les liqueurs fortes & fpiritueufes aufquelles on s'abandonne
librement, deviennent un poifon
certain, quoi que lent.

17. Il n'y a point de danger de
les quitter tout d'un coup ; le prétexte qu'on allegue pour les continuer, étant faux & fans fondement,

18. Entre les liqueurs fortes la
meilleure pour les perfonnes foibles & attachées à l'étude eft le vin ;
la meilleure quantité eft une pinte
en 24. heures ; & la meilleure maniere de le boire eft, trois verres
fans eau, & trois avec de l'eau.

19. Les vins legers & mediocres,
parfaitement meurs, & de deux ou
trois feuilles, font preferables aux
vins forts.

20. Les liqueurs fortes ne pré-

viennent pas le mal d'une indigeftion, & elles ne l'emportent pas fi
fûrement que l'eau, quoi qu'elles
paroiffent donner un foulagement
préfent.

21. Le frequent ufage des efprits
diftillez pris à petits coups & en
cordiaux, bien loin de guerir l'abbatement, l'augmente, & produit
des defordres plus funeftes.

22. Et même quand ils font trem-
pez avec de l'eau, dans le Punch;
la quantité qu'on en boit tout d'un
coup, & l'addition d'un acide cor-
rofif, produit également de pernicieux effets dans le corps humain.

23. Les liqueurs faites de malt
(excepté la petite biere claire, &
affez vieille) font extrémement nuifibles aux perfonnes délicates &
aux gens d'étude.

24. Le Caffé n'eft qu'une infufion
d'une efpece de chaux, & a les effets d'une medecine abforbante;
ainfi il peut être de quelqu'utilité

aux eftomachs aqueux , pourvu
que l'ufage en foit moderé.

25. Le Thé verd eft bon pour humecter l'aliment, comme étant une
liqueur legere, chaude,& agreable :
mais le Thé bouy eft trop pefant
fur l'eftomach.

26. Le Chocolat (comme toutes
les autres noix) eft fi pefant &
d'une digeftion fi difficile , qu'il ne
peut jamais être propre pour les
eftomachs des perfonnes foibles &
délicates,

27. Fumer du tabac, fans boire
après, le mâcher, ou en prendre
le matin par le nez les feuilles grof-
fierement coupées , eft une chofe
utile aux temperamens flegmati-
ques ; mais tres-pernicieufe aux
corps maigres & fecs. Le tabac en
poudre n'eft d'aucune utilité.

28. La quantité convenable de
liqueurs aqueufes en 24. heures,
pour ceux qui vivent regulierement, eft deux pintes , (comme

celle de liqueur forte eſt une pinte) il vaut mieux la boire chaude,
que froide ; & plutôt à la fin du
repas, que dans le temps que l'on
mange.

29. J'ai donné la maniere de
faire un cordial propre à être gar-
dé dans les familles particulieres,
comme un remede préſent & un
ſoulagement certain, pour des ſai-
ſiſſemens de cœur, des défaillances, des indiſpoſitions, où des abbatemens d'eſprits ; mais il ne faut
jamais s'en ſervir que dans un cas
de neceſſité.

CHAPITRE TROISIE'ME.

Du sommeil & des veilles.

§. 1. L'Ordre des matieres generales que j'ai à traiter, demande que je parle maintenant du
ſommeil & des veilles. Tous les
corps

corps en agiſſant les uns ſur les autres, & par l'action de ceux qui les
environnent ſont ſujets à s'alterer &
à deperir : & tous les corps animaux tant par un principe actif &
automate audedans, que par le
frotement des corps au dehors, ſe
défont continuellement de quelqu'une de leurs parties ſuperflues
& uſées. En ſorte que les corps animaux ſont dans un flux continuel.
Pour reparer ce deperiſſement &
cette diminution, la nature a ſage-
ment établi des periodes alternati-
ves de travail, & de repos, de dormir, & de veilles neceſſaires à notre être : l'une eſt pour les emplois
actifs de la vie, pour pourvoir à nos
beſoins & prendre les choſes neceſſaires à notre nourriture ; l'autre,
pour appliquer ces mêmes choſes
aux parties qui ſont uſées, & pour
ſuppléer à leur diminution. Et il
ſemble que dans l'ordre de la nature ce ſeroit une choſe auſſi peu con-

F

venable & aussi deraisonnable de
troubler les fonctions animales
dans le tems du dormir par aucun
autre emploi, que celui des secondes
digestions (comme on les appelle) c'est-à-dire par l'application
de l'aliment aux parties diminuées
ou affoiblies, pour recruter le sang,
perfectionner les sécretions, & amas-
ser une abondance d'esprits suffisans,
ou (pour parler plus philosophi-
quement) pour rétablir l'harmonie affoiblie des fibres nerveuses ;
c'est-à-dire en un mot , pour reparer les dechets causez par les veilles & par l'action. Je dis que ce seroit une chose aussi deraisonnable ,
qu'il le seroit , (s'il étoit possible,)
de boire & de manger , ou de faire
des provisions pour les necessitez
de la vie dans le tems du sommeil. De là il paroît évidemment
combien il est absurde de faire des
soupers copieux , & où il y ait
abondance de mets differens &

délicats, & d'être obligé de n'aller
se repofer que plufieurs heures
après un pareil repas ; qui autrement doit deranger l'ordre de la
nature dans les tems convenables
& deftinez pour dormir & pour
veiller. C'eft pourquoi je confeille
aux gens valetudinaires, & aux perfonnes attachées à l'Etude & à la
contemplation , ou de ne point
fouper, ou de n'ufer que d'aliment
vegetable à leur fouper , & de
prendre un tems convenable pour
veiller après.

§. 2. Il n'y a rien de plus certain , (faifant ici abftraction des
cas des maladies aigües) que notre
fommeil eft fain , doux , & rafrai-
chiffant , felon que les organes
alimentaires font libres , tranquilles
& nets. Si quelqu'un (hors le cas
de maladie) eft interrompu dans
fon fommeil, il eft certain que fon
eftomach eft plein d'alimens ou de
cruditez , ou que fes inteftins font

remplis de vent, de bile, ou de chyle superflu. Ces nuits sans repos, & la difficulté que l'on a d'aller se coucher, deux choses que l'on attribue ordinairement aux vapeurs, doivent être entierement imputées à ces causes; quoiqu'elles ne soient pas toujours assez fortes, pour devenir sensibles; car on ne les sent que lorsque la douleur est ajoûtée aux veilles. Sur les plaintes que l'on m'a faites de pareils insomnies, j'en ai recherché la veritable cause, & je n'ai jamais manqué de la trouver dans le boire & dans le manger du jour precedent, ou de quelques peu de jours auparavant. J'ai toujours decouvert que quelque faute dans le boire & dans le manger, soit pour la quantité, soit pour la qualité les avoit produits. J'ai été surpris de voir des personnes hypocondres & hysteriques inquietez toute la nuit, s'agitant & se roulant jusque vers le

matin , s'endormant enfuite jufqu'à
des heures fort avancées dans le
jour , s'éveiller pefans & oppreffez ,
fe plaindre qu'ils etoient laffez & fatiguez, commes'ils avoient été fouet-
tez , piquez , & battus pendant tout
le tems qu'ils ont veillé la nuit ;
fe lever avec la bouche fale , & la
langue blanche ; rotant , baillant ,
touffant , crachant , ou s'étendant ;
fans appetit, fans efprits, & fans vie,
tout le jour ; commencer à vivre
& à refpirer , avoir faim, & devenir
de bonne humeur , environ les
dix ou onze heures du foir ou mi-
nuit ; manger alors de bon appetit
un fouper copieux & abondant en
mets differens ; boire une riante
coupe du meilleur ; devenir gais
comme des pinçons, fouhaitter avec
paffion de tenir table longtems ;
enfin fe mettre au lit , & repeter la
mème farce encore une fois. La raifon de toutes ces plaintes , eft le
fardeau qui eft fur l'eftomach , qui

les empêchera de repofer , jufqu'à ce qu'il foit emporté. Les humeurs âcres & crues, qui picotent & tourmentent les fibres nerveufes, & les tuniques des boyaux, deviennent comme autant d'aigüilles & d'épingles , qui les percent continuellement , quoique cela n'arrive pas toujours avec des douleurs fenfibles : le chyle qui n'eft pas digeré s'arrêtant ou circulant lentement, premieremnnt dans les boyaux , enfuite dans les plus petits vaiffeaux, engendre ces convulfions , ces flatus , ces oppreffions d'efprits ; de forte que les fecondes digeftions ne font faites que le foir fuivant , de la vient leur manque d'appetit. Quand ces digeftions font finies , l'eftomach fe remet, & les efprits coulent ; & de cette maniere le cercle perpetuel des fonctions naturelles eft continué. S'ils fuivoient les regles de la nature, fi pendant quelques jours ils alloient fe coucher

avec un souper leger d'aliment vegetable, ou sans souper du tout ; &
qu'ils supportassent les inconveniens qui en naîtroient ; leurs appetits viendroient dans le tems propre , & ils trouveroient bien tôt la
verité de l'Aphorisme de l'ecole de
Salerne :

Sit levis ut somnus , fit tibi cæna
brevis.

Si vous voulez dormir tranquillement , soupez legerement.

§. 3. Les tems pour dormir &
pour veiller, que la nature semble
nous avoir montrez , au moins
dans ces climats-ci près du Tropi-
que , sont les vicissitudes du jour
& de la nuit. Les vapeurs humides
& les exhalaisons, qui sont attirées
dans les plus hautes regions de l'air,
& qui sont si rarefiées par la chaleur,
& par l'action du soleil, qu'elles deviennent tres-foibles , & ne nuisent
point pendant le jour ; se conden-

sent, s'abbatent, coulent près de la surface de la terre, & distillent continuellement pendant la nuit ; & par conséquent doivent être prejudiciables à ces personnes delicates, qui contre l'ordre de la nature veillent en ce tems ; elles doivent necessairement boucher la transpiration, que l'activité des veilles, & le mouvement du travail excitent. J'ai déja fait voir, que nos corps sucent & attirent au dedans les bonnes ou les mauvaises qualitez de l'air qui nous entoure, à travers les pores ou les trous des conduits transpiratoires de la peau. Et si nous examinions un corps animal avec une verre propre pour cela ; il paroîtroit avec un atmosphere tout autour de lui, comme l'exhalaison d'un pot qui bout. Il nous est maintenant facile de concevoir quel prejudice une complexion peut recevoir, non seulement lorsque cette decharge continuelle de super-

fluitez eft arrêtée, mais auffi lorfque par le poids & la compreffion
de l'air , ces fumées & ces vapeurs
nuifibles , qui tombent continuellement près de la furface de la terre pendant la nuit , entrent par
force dans le corps. Les grands bu-
veurs fçavent fi bien cela , que , par
les remarques qu'ils ont faites , ils
trouvent qu'il eft plus sûr pour conferver leur fanté , & meilleur pour
prolonger leur vie , de s'enyvrer
de bonne heure , & d'aller fe coucher enfuite , que de veiller & d'ê-
tre fobres.

§. 4. Au contraire il faut neceffairement que la chaleur du foleil
pendant le jour, par fon action fur
les corps humains ; que la lumiere
même, & l'air libre, & les mouvemens des chofes qui nous entou-
rent, troublant le repos de l'air ,
derange le cours égal de la tranfpiration, l'ordre des fecondes digeftions, & la tranquillité des efprits

F v

li neceffaire au fommeil & au repos. De forte que, fans examiner la
neceffité de la lumiere du foleil
pour les fins du travail & pour pourvoir aux chofes neceffaires à la vie ;
il femble que la nature ne nous ait
rien montré plus expreffément, que
ce que je dis ici que le jour eft fait
pour le travail, & la nuit pour le
repos. Quelques animaux qui font
extrememement foibles, font dirigez
par l'inftinct à changer les periodes des veilles & du repos, non pas
deux fois en 24. heures, mais deux
fois dans l'année, à fçavoir l'eté &
l'hyver, comme les hirondelles,
les chauves-fouris, & plufieurs fortes d'infectes, qui dorment tout
l'hyver, & veillent tout l'eté : tant
la nature eft invariable & inconf-
tante à determiner les parties les
plus brillantes & les plus lumineu-
fes de nos vies pour l'action les plus
obfcures & les moins agreables pour
le repos. Ce n'eft pas que des tem-

peramens robuftes (auffi bien que
des animaux deftinez par la nature
à vivre par des voies differentes)ne
puiffent par l'habitude vaincre ces
reglemens naturels : mais j'ecris
pour les perfonnes valetudinaires ,
& pour ceux qui s'appliquent à l'é-
tude & à la meditation.

§. 5. Je confeille à tous ceux-là ,
s'ils ont envie de conferver leur
fanté & de prolonger leurs jours,
d'éviter autant qu'il fe peut le ferein , les études noĉturnes , & les
veilles hors de faifon ; de fe coucher en Eté avec le Soleil , & de fe
lever en Hyver au moins à la poin-
te du jour. Ceux qui vivent avec
temperance , ne dormiront neceffairement que peu : Mais en recom-
penfe leur fommeil fera beaucoup
plus fain , plus rafraîchiffant ; pro-
duira plus de gayeté & de belle humeur ; fera plus fertile en efprits
libres, que le fommeil de ceux qui
vivent moins également. Car, com-
F vj

me je l'ai dit auparavant, la mesure
du sommeil sera toujours proportionnée à la quantité du boire & du
manger. Les valetudinaires, & ceux
qui sont attachez à l'étude & à la
contemplation, doivent se coucher
à huit, neuf, ou dix heures au plus-
tard ; & se lever à quatre , cinq ou
six : par ce moyen ils auront huit
heures à dormir ; & cela suffit pour
tous ceux qui ne sont point tour-
mentez de douleurs aigües , & qui
n'ont point les accès violens d'une
maladie chronique.

§. 6. Il n'y a rien de plus préjudiciable aux complexions délicates ,
& aux personnes appliquées à l'étude & à la méditation, que de demeurer long-temps au lit, ou de se
répandre, & pour ainsi dire , se
mitonner dans ses draps, quelque
temps aprês qu'elles sont parfaitement éveillées, ou qu'elles ont dor-
mi pendant un temps necessaire &
raisonnable : Cela épaissit infailli-

blement les fucs, énerve les folides, & affoiblit le temperament.
Un air libre eft une efpece de bain
froid, particulierement aprês être
forti d'un lit chaud; & par confequent il rend la circulation plus
vive, & plus complete; & lie les
folides, qui en repofant au lit fe
diffoudent en moiteur. Se tenir debout, & l'activité des veilles, rendent la tranfpiration plus abondante, & les grandes évacuations plus
promptes & plus faciles. Cela eft
évident par l'appetit & par la faim
que fentent ceux qui fe levent de
bon matin; bien au de là de ce
qui arrive lorfqu'ils font long-tems
au lit. Ajoutez à toutes ces chofes
les influences fraîches & douces de
l'air du matin, la retraite de toutes
les humiditez & des vapeurs de la
nuit, auffi-bien que de ces nuages
& de cette pefanteur que le fommeil répand dans le cerveau; enfin joignez-y cette joie & cette gaieté

que l'on fent à l'approche ou à la préfence du Soleil, qui ajoute de nouvelles forces au cœur , & des aiguillons aux efprits.

§. 7. Toutes les Nations & tous les Siecles font demeurez d'accord que le matin eft le temps propre pour les études de fpeculation, & pour les emplois qui requierent le plus les facultez de l'efprit : car alors le fonds des efprits n'eft pas diminué ; au contraire, il eft dans fa plus grande abondance ; la tête eft libre & dégagée , les paffions font tranquilles & dans l'oubli ; le chagrin & l'inquietude que les di-geftions engendrent dans le fyftê-me nerveux, lorfque la comple-xion eft délicate ; & le défordre dans lequel fe trouvent les efprits après le grand repas, tout cela eft calmé & affoupi. C'eft pourquoi je confeille à ceux qui ont les nerfs foibles & relâchez , & à ceux qui font fujets aux défordres hypochon-

driaques & hyſteriques, & que leurs
emplois obligent à ſe ſervir beaucoup de leurs facultez intellectuelles, ou qui s'abandonnent aux
études de ſpeculation, de ſe coucher de bonne heure, & de ſe lever
de même, afin d'employer la ma-
tinée à leur exercices juſqu'à onze
heures, & prendre enſuite quelque
déjeûné convenable, d'aliment vegetable; de continuer leurs études
& leurs emplois juſqu'à trois, quatre, ou cinq heures, autant que
leurs eſprits les pourront ſupporter; & alors prendre leur grand repas d'aliment animal; de quitter
le reſte du jour toute étude & toute méditation, ſe divertir agreable-
ment à quelqu'amuſement innocent, prendre quelque petit exercice de corps; & auſſi-tôt que la
digeſtion eſt faite, ſe retiter, &
ſe diſpoſer à ſe coucher ſans prendre aucune autre nourriture, ſi ce
n'eſt un verre d'eau pure, ou du

petit lait chaud fait avec du vin
d'Espagne. Mais les vieillards & les
personnes maladives doivent se
coucher plus-tôt, & demeurer plus
long-temps au lit, parce que l'âge
& la maladie interrompent le repos; & que les membres endurcis &
engourdis des vieillards se plient &
se relâchent davantage par un plus
long sommeil, une posture nou-
chalante, & la chaleur du lit.

Regles pour conserver sa santé &
  prolonger sa vie, tirées de ce qui
  regarde le sommeil & les veilles.

1. Les gens valetudinaires, les
personnes sedentaires, & ceux qui
s'appliquent à l'étude, devroient souper legerement ou point du tout :
s'ils soupent, que ce soit d'aliment
vegetable; il ne faut pas non plus
qu'ils se couchent si-tôt, après quelque souper que se puisse être.
    2. Se coucher l'estomach plein,

des ventofitez & des cruditez dans les paffages alimentaires, font la caufe du manque de repos necef-faire, qui eft toujours fain & ra-fraîchiffant, à proportion du vuide & de la netteté de ces paffages, & de la ceffation de leur propre office qui eft la digeftion : & c'eft là ce qui eft caufe que les perfonnes hypo-chondriaques & hyfteriques, man-quent d'un fommeil doux & rafraî-chiffant.

3. Veiller la nuit & dormir le jour, eft de la plus dangereufe confequence pour la vie & la fanté. Cette conduite eft directement op-pofée aux regles de la nature, & à la difpofition de nos corps.

4. Les perfonnes valetudinaires, les gens fedentaires , & ceux qui étudient, doivent éviter avec foin le ferein, les études nocturnes, & les veilles hors de faifon : il faut qu'ils fe couchent à huit, neuf, ou dix heures; & fe levent à propor-

tion, à quatre, à cinq, ou à six ; à moins qu'ils ne soient actuellement malades.

5. Il n'y a rien de plus préjudiciable aux complexions délicates, que de demeurer long-temps au lit, s'y abandonner à un sommeil assoupissant & lethargique ; ou de s'y répandre & de s'y amuser lorsqu'on est éveillé ; cela paroît par la pesanteur & le manque d'appetit, de ceux qui le font ; & par la gaieté, la liberté des esprits, & le bon appetit qu'ils ont, quand ils se levent de bonne heure.

6. La maniere la plus avantageuse, dont les personnes délicates, sedentaires, & attachées à l'étude doivent partager & employer leur temps, tant pour leur santé, que pour leurs études, est de se coucher de bonne heure, de se lever matin, d'étudier jusqu'à onze heures, de prendre alors un leger déjeûner d'aliment vegetable ; con-

tinuer leurs études jufque vers les quatre heures après midi , prendre enfuite leur grand repas d'aliment animal, & après cela employer le refte de leur temps à quelqu'amufement innocent , ou à quelque petit exercice de corps ; fe retirer de bonne heure pour fe difpofer à fe coucher, fans prendre d'autre nourriture,fi ce n'eft un verre d'eau ou de petit lait fait avec un vin fec, tel que le vin d'Efpagne ou celui de Canarie; ce qui fera utile particulierement à ceux qui fouffrent de la pierre & de la gravelle.

CHAPITRE QUATRIE'ME.

De l'exercice & du repos.

1. NOus paffons ici à l'examen de l'exercice & du repos, dont le bon reglement eft à peu près auffi neceffaire à la fanté & à

la prolongation de la vie, que l'est la
nourriture même. De sçavoir si
avant la chûte nous étions d'une
telle nature, que pour jouir d'une
parfaite santé, il fallût mener une
vie sedentaire & contemplative;
c'est une question de peu de consequence, & qui ne peut pas se re-
soudre facilement dans la situation
où nous sommes; car il n'y a point
d'analogie certaine entre les choses comme elles sont à présent, &
comme elles ont pû être alors.
Comme il se fit une revolution entiere dans la nature & dans les qualitez de l'entendement des premiers
parens, il me paroît aussi qu'il y a
des marques évidentes d'un changement & d'une alteration dans le
monde materiel & dans la nature
des animaux & des vegetaux qui
sont sur notre globe, & qu'ils different maintenant de ce qu'ils étoient
lorsque Dieu dit que tout ce qu'il
avoit fait étoit bon. Il semble même

que les corps celeftes n'ont pas eté
exempts d'un tel changement par
rapport à nous. Quoi qu'il en foit,
le paffage de la Genefe 3. verf. 19.
où Dieu dit à Adam *qu'il mangeroit*
fon pain à la fueur de fon front, paroît être l'impofition d'une peine
falutaire, c'eft-à-dire, que ce n'eft
pas feulement une fimple punition,
mais encore un remede contre les
défordres aufquels le corps de
l'homme feroit fujet dans ce nou-
vel état de la nature corrompue, &
contre les effets funeftes de la défo-
beïffance qui lui fit manger du fruit
de l'arbre défendu. Ce qui me confirme le plus dans ma penfée, c'eft
la neceffité abfolue du travail & de
l'exercice pour maintenir le corps
en bon état, pour conferver la fanté,
& pour prolonger la vie. Car quelque diéte qu'on obferve, & quelque
bien reglée qu'elle foit par rapport
à la quantité & à la qualité des mets,
quelquesévacuationsquel'onprocu-

re pour diminuer les indispositions,
quelque chose enfin que l'on fasse
pour prévenir les mauvais effets qui
peuvent arriver ; nos corps sont
tellement faits, & l'œconomie animale est telle, que sans un travail &
un exercice convenable, les humeurs s'epaississent, les articula-
tions s'engourdissent, & les nerfs
se relâchent ; d'où s'ensuivent infailliblement des maladies chroniques & une vieillesse infirme & lan-
guissante. Ce n'est point au reste
dans les climats froids seulement
& où les aliments sont grossiers que
l'exercice est necessaire ; il l'est de
même dans les pays chauds, où la
nourriture est plus legere. Car quoique la chaleur de l'air soit capable
de faciliter & d'entretenir la transf-
piration, ou même de procurer la
sueur, lorsque cette chaleur est ex-
cessive ; cependant elle rendra en
même tems & par une conséquen-
ce infaillible les humeurs épaisses,

& relâchera les fibres : & pour prevenir ces deux inconveniens, il faut
abfolument de l'exercice, mais qui
ne doit fe prendre dans ces climats
chauds, quaprès que la chaleur du
jour eft abbatue. Et quoique les
alimens legers puiffent beaucoup
empêcher l'epaiffiffement des humeurs, ils ne peuvent cependant
pas le faire affez fans exercice, ni
conferver les fibres dans une ten-
fion convenable ; de forte que pour
cela il faut abfolument de l'exercice. J'ajoute que la chaleur de l'air
jointe à la legereté des aliments ne
peut pas fuppleer au manque d'é-
xercice pour conferver les articula-
tions flexibles & mobiles, pour les
empêcher de devenir roides & de
s'engourdir.

2. Quelquefois m'abandonnant à
mes conjecturers, il m'eft venu dans
la penfée que les alimens qu'on tire
du regne animal, & les liqueurs ar-
tificielles, n'ont pas été deftinez dans

le premier état , & au tems de
la creation, à la nourriture des creatures humaines. Elles me paroiffent
n'avoir pas des organes affez forts
ni affez propres pour en faire la digeftion ; du moins ne les ont elles
pas tels que les oifeaux & les autres
bêtes de proye qui vivent de chair.
Elles n'ont pas non plus naturellement ces appetits brutaux & vora-
ces qui demandent les aliments
qui viennent de l'animal , & des
liqueurs fortes pour les raffaffier ;
non plus que ces cœurs cruels &
endurcis , ou ces paffions exceffi-
ves , qui pourroient les porter facilement à dechirer & detruire leurs
femblables ; fur tout dans les premiers fiecles avant que les hommes
fe fuffent corrompus , & avant que
Dieu fe refolût d'en exterminer la
race entiere par un deluge univerfel , & d'abreger leur vie de neuf
cens & mille ans à foixante & dix.
Car l'epoque de la diminution de
la

la vie des hommes est aussi celle de la
permission qu'ils eurent de manger
de la chair des animaux, ainsi que
l'Auteur Sacré le marque ; en sorte
qu'il paroît que ce changement d'a-
liment fut la cause de cette diminution. Et certainement ceux qui
en abusent, & qui donnant trop à
leurs plaisirs poussent cette permission trop loin, abregent infailliblement leurs jours ; mais ceux qui re-
connoissent qu'il est de leur devoir
de réprimer leurs passions, & que
leur bonheur dépend du soin qu'ils
prennent de tenir la bride à leurs
appetits, sçavent bien se dispenser
de ces sortes de mets, ou du moins
en éviter l'excès. Il est vrai que de
la maniere que les choses sont établies à présent, il n'est pas possible,
pour ainsi dire, de remédier à la
destruction de la vie animale, puisque les insectes nichent & s'engendrent dans les vegetaux mêmes,
& qu'à peine mangeons nous au-

G

cune plante ou racine sans avaler
en même temps un nombre infini
de petits animaux. Mais outre ce
que j'ai déja dit du changement &
de l'alteration de la nature de ce
qu'elle étoit dans son origine, il y
a une grande difference entre détruire & éteindre la vie animale,
(qui d'ailleurs pourroit durer plusieurs années) & la detruire par
choix & de propos deliberé pour
satisfaire nos appetis & assouvir notre concupiscence; & entre la chu-
te accidentelle & presque inevitable de ceux qui d'ailleurs seroient
peut-être morts le même jour, ou
tout au plus la même année, &,
qui n'auroient prolongé leur vie
que tres-peu de tems davantage.
Quoiqu'il en soit, ceux qui connoissent l'œconomie animale & la
constitution du corps humain , &
qui savent l'histoire de ceux qui ont
vécu d'une maniere sobre , & de
ceux au contraire qui se sont don-

nez plus de licence, remarqueront
facilement que la liberté qu'on
prend à manger de la viande & à
boire des liqueurs fortes, excite les
paſſions & abrége la vie, cauſe des
maladies chroniques ou de longue durée & une vieilleſſe prema-
turée, comme le prouve clairement l'hiſtoire de la vie de Cornaro.

3. De tous les exercices qui peuvent ſervir à la ſanté (comme de
marcher, de monter á cheval, d'aller en carroſſe, de faire des armes,
de danſer, de jouer au billard, à la
boule, à la paume, de travailler à
la terre, de pomper, de ſonner,
&c.) la promenade eſt le plus naturel & qui ſeroit auſſi le plus utile,
ſi elle ne faiſoit pas une trop grande diſſipation des eſprits en ceux
qui ne ſont pas aſſez robuſtes pour
la ſupporter. Monter à cheval eſt
celui qui convient le mieux à l'homme, le plus profitable à la ſanté, le

G ij

moins penible , celui auquel on depense le moins d'esprits; & qui agitant tout le corps en general, facilite une transpiration universelle & la secretion des humeurs. A quoi l'on peut ajoûter les differens changemens de l'air , à travers lequel on passe vite, & dont chaque changement est au corps comme un nouveau bain : par là il pince en differente façon les fibres nerveuses pour les lier & les racourcir , & les differens objets qui se presentent font comme autant de nouvelles sçenes qui amusent l'esprit, Ceux qui ne peuvent pas monter à cheval doivent se faire mener en carosse ou porter en litiere. C'est l'exercice qui convient le mieux aux impotens & à ceux qui sont cassez par le poids des années ou par quelque maladie, & même aux jeunes gens qui ne sont pas en état de se servir de celui qui convient le mieux à leur âge. Les exercices

qu'on prend à la maiſon, comme
de jouer à la paume, ou au billard,
de danſer, de faire des armes, &c.
ſont bons lorſque le tems & la ſaiſon ne permettent pas de ſortir,
puiſque l'air ne contribue pas peu
à l'utilité qu'on tire de l'exercice.
On ne ſçauroit aſſez admirer ce
grand deſir ſi naturel aux jeunes
gens, de cabrioler, de ſauter, de
lutter, ou de courir, & d'aimer les
exercices, & les divertiſſemens cor-
porels quelque fatigans qu'ils ſoient,
& d'en prendre juſqu'à n'en pouvoir plus, ſur tout ceux qui ſe portent bien, de ſorte que la plus grande peine qu'on puiſſe leur impoſer,
c'eſt de les tenir de court, & qu'un
empriſonnement de quelque tems
fait plus d'effet ſur eux que la verge
ou la ferule. C'eſt une ſage invention de la nature, pour rendre
leurs jointures flexibles & fortes, &
pour conſerver le ſang dans ſa pureté & en rendre la circulation libre ;

G iij

la tranſpiration en devient aiſée, les organes s'étendent par degrez juſqu'à une meſure proportionnée.

4. Il n'eſt pas moins digne de notre attention, de voir que les differens organes des artiſans prennent des forces extraordinaires, & deviennent plus charnus & plus nerveux ſelon les differents uſages qu'ils en font par rapport à leurs differentes vacations, quelque petits & foibles qu'ils ſoient d'ailleurs. Les jambes, par exemple, les cuiſ-ſes & les pieds des porteurs de chaiſe ; les bras & les mains des Bateliers ; le dos & les épaules des porte-faix, deviennent avec le tems épais, forts, & charnus. Il eſt certain qu'en parlant haut ſans ſe forcer on ſe rendra la voix plus forte, & qu'on ſe fortifiera en même tems les poumons. Nos ongles & nos cheveux croiſſent d'autant plus, qu'ils ſont coupez plus ſouvent. Nous pouvons même faciliter une éva-

cuation particuliere jufqu'à affoiblir & détruire toutes les autres.
En faifant ufage d'un organe frequemment & d'une maniere for-
cée, l'on y fait entrer le fang & les
efprits copieufement, & par ce
moyen il devient robufte & char-
nu. Et fi l'on prenoit affez de peine pour les organes de toute l'œ-
conomie animale par un travail
convenable à chacun, on pourroit
les fortifier tous generalement & les
confèrver en bon état.

5. C'eft pourquoi pour les afth-
matiques & ceux qui ont les poumons foibles, ils devroient fuivant
ma penfée, parler beaucoup &
haut, même en leur particulier, &
monter quelques endrois faciles ;
& lorfqu'ils fe fentent fatiguez, s'af-
foir & fe repofer jufqu'à ce qu'ils
ayent pris de nouvelles forces pour
en faire encore autant ; & augmenter ainfi peu à peu tous les jours,
jufqu'à ce qu'ils foient capables de

G iiij

faire une aſſez longue traite dans
un tems convenable. Pour ceux
qui ont une debilité de nerfs & un
defaut de digeſtion, comme auſſi
ceux qui ſont ſujets aux maux de
tête (dont la plûpart viennent de
la mauvaiſe diſpoſition de l'eſtomach & des inteſtins) je leur con-
ſeille de monter à cheval auſſi ſouvent qu'ils le peuvent, lorſqu'il ſait
un tems clair & ſerein , & de prendre l'air tous les jours s'il ſe peut.
Ceux qui ſont affligez de la pierre
ou de la gravelle , je leur enjoins de
ſe faire conduire en carroſſe par des
chemins raboteux & pleins de pierres. Pour ceux qui ont le rhumatiſme , ils doivent jouer au billard ,
à la paume, ou à la croſſe, juſqu'à
ce qu'ils ſuent copieuſement ; &
alors qu'ils ſe mettent d'abord dans
un lit qui ſera chauffé, qu'ils boivent largement de quelques liqueurs delayées & chaufféesavec dix
goutes d'eſprit de ſel armoniac ou

de corne de cerf à chaque trait,
pour faciliter la fueur. Ceux qui
ont les bras & les jarrets foibles,
qu'ils jouent tous les jours deux ou
trois heures à la paume, ou au balon. Ceux qui ont une debilité de
dos ou de poitrine, doivent fon-
ner les cloches ou pomper. Les
gouteux recouvreront bientôt l'u-
fage de leurs membres en marchant fouvent par des chemins raboteux jufqu'à ce qu'ils foient laffez, encore que monter à cheval
ou aller en caroffe puiffe le mieux
prevenir cette maladie. Pour les
gens d'étude & de contemplation,
& pour les perfonnes valetudinaires, & ceux qui ont une debilité de
nerfs ; il faut, pour fe procurer une
bonne fanté, & une longue vie,
s'accoutumer à des exercices reglez
du corps. Ceux qui ont leur tems à
eux, doivent avoir leurs heures fixes pour monter à cheval, ou pour
fe promener lorfque le tems eft fe-

G v

rein & propre, comme ils prennent celles de diner, & de se coucher ; j'entens au moins trois heures à cheval & deux à la promenade, la moitié avant le diner, & l'autre avant le coucher, celle-ci est la
plus indispensable : comme la premiere partie de cet exercice donne de l'appetit, l'autre aide à la digestion. Pour ceux qui ne peuvent
pas disposer de leur tems, ils ne
doivent jamais laisser échaper l'occasion d'en prendre.

6. Il y a trois conditions qui rendent l'exercice aussi-bienfaisant
qu'il se peut. 1°. Il doit se prendre
lorsque l'estomach est à jeun (comme c'est aussi le temps le plus propre pour toutes les évacuations me-
decinales :) car par ce moyen les
cruditez * alors digerées, ou les su-
perfluitez dont la nature voudroit
se décharger en les faisant passer par
des couloirs convenables, mais

* *Cocta non cruda sunt evacuanda*, Hippocrat.

qu'elle ne peut y pouffer fans un
fecours emprunté, feront plus en
état d'être évacuées ; au lieu que
l'eftomach étant rempli, l'exercice
deviendroit trop tumultueux dans
le corps ; il précipiteroit les fecretions, & évacueroit les bons fucs
avec les humeurs corrompues. 2°. Il
ne faut pas en prendre jufqu'à une
entiere laffitude, qui abatte les efprits & caufe une fueur accablante ;
ce qui uferoit les organes, les pri-
veroit de leurs forces, & feroit violence aux fonctions naturelles. 3°.
On doit avoir foin après l'exercice
de fe retirer dans une chambre
chaude, & fe mettre à couvert des
injures de l'air, de peur que les parties nitreufes dont il eft rempli ne
penetrent un corps fatigué, & ne
caufent des rhumatifmes, des fiévres, & des rhûmes. Je pourrois
ajouter ici une quatriéme condition en joignant la temperance à
l'exercice, car autrement l'un pour-

roit détruire ce que l'autre auroit rétabli ; en effet, comme l'exercice donne de l'appetit, si l'on veut le suivre entierement, la faculté concoctive sera aussi insuffisante à son poids, qu'elle l'étoit auparavant. Mais comme j'ai déja traité de cette matiere, je n'en parlerai pas davantage ici.

7. Je ne puis dans ce Chapitre, qui traite de l'exercice, m'empêcher de dire quelque chose du bain froid ; & je ne puis assez m'étonner comment il est devenu hors d'usage. Premierement, chacun sait la necessité d'une transpiration libre pour conserver la santé ; & en se lavant souvent le corps avec de l'eau ; cela nettoye & purge les orifices des conduits transpiratoires, de cette saleté glutineuse qui s'y amasse sans cesse par la condensation de leur propre atmosphere pleine de rosée, laquelle empêcheroit bientôt cette transpiration, & ensuite

cauferoit une langueur accablante
à la perfonne. En fecond lieu une
circulation entiere, libre & facile
par toutes les arteres capillaires eft
d'un grand fecours pour la fanté &
pour la prolongation de la vie. Or
il eft certain que rien ne la facilite
tant que le bain froid ; car par le
choc violent & fubit qu'il donne
à toute la maffe des humeurs de la
circonference au centre, & par le
retour de ces humeurs du centre à
la circonference ; retour également
fubit & violent, puifque la reaction
eft toujours égale & contraire à
l'action, elles acquierent une force
prefque fuffifante pour penetrer
toutes les bondes & toutes les obftructions des plus petits vaiffeaux,
qui font ceux qui y font le plus fujets, & pour faire que la circulation
fe faffe par tout. En troifiéme lieu,
il n'y a rien de fi nuifible, ni qui empêche plus l'utilité de l'exercice en
ceux qui font d'un temperament

foible & délicat, que d'attirer des
parties nitreuses & humides de l'air;
c'est-à-dire de s'enrhùmer. Pour cela le meilleur préservatif est le bain
froid; comme la nature des choses
le fait voir & que l'experience le
confirme : car si l'exercice pour diminuer les humeurs & pour renforcer les parties solides est joint au
bain froid, la circulation du sang
en reçoit une nouvelle force, tant
pour l'expulsion des mélanges qui
peuvent nuire au corps, que pour
l'union de la crasse cuticulaire, qui
forme l'épiderme, afin de le durcir
contre toutes les violences qui peuvent lui arriver.

8. C'est pourquoi je serois d'avis,
que chacun, qui peut le faire, eût
un bain froid chez soi pour se laver le corps, aussi-bien qu'un bassin
pour se laver les mains, & s'en ser-
vît constamment deux ou trois fois
la semaine, Hyver & Eté. Et pour
ceux qui ne peuvent pas avoir cette

commodité, d'aller auffi fouvent
qu'il leur eft poffible fe baigner dans
une riviere ou dans un vivier. Seulement il faut prendre garde que ce
ne foit pas au temps de l'accès d'une
maladie chronique avec un poulx
élevé, douleur de tête, débilité de
poumons, ou indigeftion, & n'y
pas demeurer jufqu'à ce qu'on
tremble de froid. On doit auffi en
Hyver aller à fes exercices ou occupations ordinaires d'abord en
fortant du bain. Pour ceux qui ont
les nerfs tendres, il faut leur verfer des baffins d'eau froide fur la
tête, ou la bien laver avec une épon-
ge avant que d'y entrer. Mais je ne
fçaurois approuver la maniere de
fauter précipitamment ou de fe jetter la tête la premiere dans un bain
froid ; cela donne une trop grande
fecouffe à la nature, & l'on rifque
trop par là que les petits vaiffeaux
viennent à fe rompre. La maniere
la plus convenable eft de fe tenir à

une corde, & d'y defcendre le plus
vite qu'il eſt poſſible, & lorſqu'on
eſt au fond, plier les genoux (comme les femmes font en faiſant la re-
verence) pour ſe racourcir & avoir
la tête aſſez avant ſous l'eau, & enſuite ſe relever pour prendre haleine, & repeter deux ou trois fois la
même choſe ; aprêſ quoi il faut s'eſ-
ſuyer & ſe bien frotter avant que de
ſe r'habiller.

Ceci me conduit à un autre genre d'exercice.

9. Se frotter avec des vergettes,
eſt un exercice d'un tres-grand
avantage pour avancer la tranſpiration,& pour faire circuler le ſang ;
chacun ſait de quelle utilité l'étril-
le eſt à un cheval ; elle le rend liſſe,
gai, vif, & alerte, & ne contribue
pas moins à ſa vie que le fourage.
Ce qui ne peut ſe faire ſans doute
qu'en aidant la nature à évacuer les
parties les plus groſſieres des humeurs, qui en empêchent la cir-

culation libre, & en attirant par
une friction & une irritation conftante le fang & les efprits vers les
parties les plus éloignées du centre
de la chaleur & du mouvement,
en faifant enfler les mufcles fuper-
ficiels. Elle auroit le même effet fur
les autres animaux & fur l'homme
même, fi l'on avoit pour eux en ce
cas-ci le même foin, & la même
regularité qu'on a pour les chevaux.
De forte que je crois que ceci merite bien l'attention des perfonnes
qui font affligées d'une débilité de
nerfs, & qui menent une vie fedentaire ; furtout de celles qui font
menacées de quelqu'efpece de paralyfie, pour fuppleer au manque
d'un exercice plus fort, ils doivent
employer une demie-heure foir &
matin à fe frotter ainfi tout le corps,
& fur tous les membres avec des
vergettes. Une chofe qui paffe mon
imagination, c'eft que la luxure n'a
pas mis en ufage le bain froid &

une femblable friction pour tous les animaux qu'on fert à table, furtout pour ceux fur lefquels on peut le faire aifément, comme font les bœufs, les cochons de lait, les veaux, les agneaux, & toute la volaille en general qui aiment na-turellement le bain froid. Car il eft certain que la netteté & l'exer-cice (& celui de les frotter avec des vergettes qui en eft une partie) con-tribueroit beaucoup à rendre tous les animaux, de quelqu'efpece qu'ils foient, fans en excepter aucune, plus fains en eux-mêmes, plus rem-plis d'humeurs ou de fucs & d'ef-prits, & par confequent ils feroient une meilleure nourriture pour l'homme.

Pour ce qui regarde le repos, comme nous avons limité les con-ditions de l'exercice, il eft inutile d'en parler.

Regles pour la santé & pour la longue
vie , tirées de ce qui concerne
l'exercice & le repos.

1. Quelle qu'ait été dès le
commencement la conftitution de
l'homme dans l'état préfent, un certain degré d'exercice lui eft abfolument neceffaire pour fa fanté &
pour la prolongation de fa vie.

2. Les alimens pris du genre animal , & les liqueurs fortes n'étoient
pas deftinées pour l'homme dans fa
premiere creation.

3. La promenade eft l'exercice
le plus naturel, & feroit auffi le plus
profitable , fi elle n'épuifoit pas tant
les efprits de ceux qui font délicats.
Monter à cheval eft moins fati-
guant, & plus propre à ces fortes
de perfonnes. Aller en carroffe ne
convient qu'aux infirmes & aux
petits enfans. Pour les exercices do-
meftiques, on ne devroit s'en fervir

que lorſque le temps ou quelque indiſpoſition ne permettent pas de ſortir ; puiſque l'air joint à l'exercice eſt d'un tres-bon effet. Les enfans aiment naturellement toute ſorte d'exercice ; ce qui ne contribue pas peu à leur ſanté , & en même temps leur donne de la force , & dilate à une juſte proportion leurs organes.

4. Les organes du corps , qu'on met le plus en uſage , deviennent les plus forts ; ce qui prouve que par le moyen de l'exercice on peut renforcer ceux qui ſont foibles , de quelque nature qu'ils ſoient.

5. Les poumons acquierent de la force en parlant haut , & en montant quelque hauteur aiſée. Monter à cheval facilite la digeſtion , r'enforce les nerfs , & guerit la plûpart des maux de tête. On ſoulage la gravelle & la goute en ſe faiſant mener en carroſſe par des endroits inégaux & raboteux : le rhûmatiſ-

me, en jouant à la paûme & au billard , &c, jufqu'à ce qu'on fue ,
pourvu qu'on fe mette après cela
dans un lit chaud , pour faciliter la
fueur. Les bras foibles fe renforcent
en jouant au volant ou à la paûme.
Les genoux foibles, en jouant au
balon, & le dos en fonnant les cloches ou en pompant. Le meilleur
moyen pour les gouteux de recouvrer l'ufage de leurs membres, c'eft
de marcher par des chemins raboteux ; mais monter à cheval ou aller en carroffe en prévient mieux
l'accès. Ceux qui font valetudinaires & les hommes de Lettres doivent avoir un temps determiné
pour prendre de l'exercice ; au
moins deux ou trois heures par
jour ; la moitié avant diner , &
l'autre moitié après fouper.

6. Il faudroit 1°. avoir toujours
l'eftomach vuide , & être à jeun
pour prendre de l'exercice, 2°. n'en
jamais prendre avec excès, avoir

soin après cela de ne pas s'enrhumer; & obferver toujours une bonne temperance, fans laquelle l'exercice fait du mal au lieu de faire du
bien.

7. Le bain froid eft tres-profita-
ble à la fanté, feulement il faut ne
point s'en fervir pendant l'accès
d'une maladie chronique, avec le
poux élevé, ou douleur de tête,
ou lorfque les poumons font foibles. Il facilite la tranfpiration,
augmente & étend la circulation
jufqu'aux parties les plus éloignées,
& previent auffi le danger de s'enrhumer. Si on y eft expofé, ceux
qui ont les nerfs foibles & delicats
devroient fe repandre de l'eau fur
la tête avant que d'y entrer, & enfin il ne convient à perfonne de s'y
jetter la tête la premiere.

8. Se frotter le corps avec des
vergettes eft un exercice tres utile,
comme il paroît par l'effet qu'il a
fur les chevaux; & l'on devroit

s'en fervir non-feulement pour les hommes en general , mais auffi pour les animaux que nous defti- nons à notre nourriture , autant qu'on peut le faire.

CHAPITRE CINQUIE'ME.

Des Evacuations & de leurs Obftructions.

1. LES trois principales éva- cuations fe font par les fel- les , par les urines, & par la tranf- piration. Toutes ces évacuations doivent fe faire reglément & felon l'ordre de la nature pour être utiles à la confervation de la fanté , & à la prolongation de la vie. La pre- miere , doit être d'une confiftence moyenne entre les deux extremi- tez. *Oportet fanorum fedes effe figura- tas.* Cela fignifie que pour fe bien porter il faut que les matieres fe-

cales ayent des figures, c'est-à-dire,
l'empreinte des Boyaux par où el-
~ les passent. Ceux qui les ont âcres
& corrosives , se sont echauffez le
corps par des liqueurs fortes , ont
mangé trop peu , ne digerent pas
bien ; ou ayant le mouvement pe-
ristaltique des boyaux trop foible,
& les alimens par consequent s'arrêtant trop longtems aux orifices
des vaisseaux lactées , sont trop
epuisez de leur humidité. Ceux qui
ont des selles purgatives, ont trop
mangé, ou ce qu'ils ont pris étoit
de trop difficile digestion pour
eux. Car les alimens qui sont trop
nourrissans laissent dans les excremens trop de chyle, lequel venant
à fermenter dans les boyaux les irrite de la même maniere que le fait
un purgatif. J'ai souvent remarqué que quand une personne delicate fait un repas entier de viandes grossieres , comme de poisson , de bœuf, de porc , de viande

de cuite au four, ou de quelque
autre mets semblable ; cela passe
avec autant de rapidité que si c'é-
toit une medecine , laissant les
boyaux enflez , avec colique ou
douleur de ventre , & les esprits
abattus au dernier point. Les alimens par leur mixtion, leur poids,
& leur fermentation differente cau-
sant une irritation le long des conduits , depuis l'estomach jusqu'au
rectum , & n'ayant presque rien
perdu de leur humidité ou chyle,
sans pourtant donner aucune nourriture au corps, coulent ainsi avec
precipitation, & ne lui profitent
pas plus qu'une abstinence de toute
viande pendant long-temps. C'est
de là, & par les effets, que nous ti-
rons une regle infaillible pour juger si nous avons observé un regime proportionné aux necessitez de
la nature, & aux forces de la faculté
concoctive. C'est aussi par cette raison que le quinquina donné en trop

H

grande quantité à des personnes délicates & d'une foible digestion,
les purge si constamment par là :
même le mercure donné interieurement ou par friction se change
en purgation violente, & ne peut
pas se sublimer en salivation, faute
d'en donner une dose convenable
aux forces de l'estomach & des fibres nerveuses. Car naturellement
le quinquina constipe, & le mercure passe par les glandes les plus ou-
vertes. Et c'est en ce sens que j'ai
observé fort souvent que le *Diascor-*
dium & la theriaque de Venise
purgent les boyaux foibles & scrofuleux. Au lieu que si l'on avoit proportionné les doses aux forces de
la nature, ou même si l'on avoit
commencé par de moindres doses,
& qu'on les eût augmentées peu à
peu, l'effet auroit repondu à la fin
qu'on se proposoit ; comme j'ai remarqué que cela ne manquoit jamais d'arriver.

2. Il ne fera pas hors de propos de faire ici attention à la mauvaife pratique de ceux qui étant maigres, grêles, & d'une complexion foible, tâchent par toute forte de voies de devenir gros & gras, & de fe procurer de l'embonpoint ; & pour cela mangent continuellement des viandes groffieres & fortes en grande quantité, & avalent à proportion des liqueurs fpiritueufes ; ignorans que par ce moyen ils rendent, pour ainfi dire, incurable la maladie à laquelle ils voudroient remedier. Car en ce cas, & à l'égard de ces perfonnes-là, la partie globuleufe de leur fang eft en tres-petite quantité, & en même temps fort vifqueufe ; & la partie fereufe eft deliée & aqueufe, marque de tres-mauvais fang, & les parties folides ou les nerfs font lâches & fans vigueur. Et la faculté concoctive étant proportionnée à ces deux chofes, il s'enfuit par confequent que la

H ij

digeftion doit être fort foible &
imparfaite, & que leurs forces font
incapables de diffoudre ou digerer
la moindre quantité de ces viandes
groffieres ou de ces liqueurs fortes,
pour en faire un chyle propre à
la nourriture de leur corps. Il faut
donc que ce trop grand poids foit
entierement chaffé à travers les
conduits ordinaires par des felles
furnumeraires : ou bien la petite
quantité de chyle qui en a été tirée
étant trop groffiere pour produire
un fluide fimilaire & homogene
à la maffe du fang, elle doit être
precipitée par les autres couloirs
ou égouts du corps ; de forte qu'u-
ne perfonne qui en ufe ainfi eft af-
famée au milieu de l'abondance,
& diminue avec beaucoup de fu-
perflu. Il en eft de même des nourrices & des parens qui élevent des
enfans. Les douleurs de ventre, les
coliques, les diarrhées, les dure-
tez de ventre, les fuffocations, les

vents, & les mouvemens convulfifs continuels qui affligent la moitié des enfans d'Angleterre, viennent abfolument de la trop grande quantité de viandes groffieres, & de lait trop gras, dont les meres & les nourrices trop indulgentes les farciffent. Car d'où proviennent leurs évacuations glaireufes, grifes, pleines de chyle, noirâtres & mêlées de bile? d'où vient le murmure qui fe fait dans leurs boyaux, les vents & les fuffocations, finon des cruditez causées par trop de nourriture? Cela eft fi certain, qu'on les guerit generalement par des poudres de coquilles qui abforbent ces cruditez âcres, par des purgations faites de rhubarbe, laquelle évacue & renforce en même temps les boyaux, par des lavemens compofez de lait, par des cauteres, ou par des veficatoires, qu'on peut auffi envifager comme des efpeces d'évacuations: par ces mêmes reme-

H iij

des continuez, & par de semblables
dont la fin soit d'évacuer & de fortifier les conduits alimentaires ; on
les guerit enfin en leur faisant observer une diete legere, mediocre,
& nourrissante. Ce ne sont que les
alimens bien digerez qui nourrissent. Et la nature dans son cours
commence par enfler & étendre
les parties, & ensuite elle les fortifie & les durcit. C'est là l'ordre
établi pour les vegetaux ; & c'est
de cette maniere aussi que les animaux destituez de la raison élevent
leurs petits. C'est même la méthode
dont le Palefernier habile se sert
à l'égard d'un cheval qui amaigrit.
Et ce qui est étonnant, c'est qu'un
habile Maréchal retablira dans son
parfait embonpoint une mechante
haridelle, maigre & poussive ; &
en fera un cheval alerte, gay &
vif, jusqu'à tromper, non-seulement
un Gentilhomme, mais même un
autre Maréchal, & cela en moins

de femaines, que tous les Medecins enfemble ne pourroient faire
en Angleterre à l'égard de leurs
femblables en plufieurs années. Il
eft vrai que les humeurs fe corrom-
pent de plus de manieres differentes & bien plus generalement dans
l'homme, & que fes parties folides
fe brifent plus totalement que dans
les animaux aufquels cela n'arrive
jamais. Mais la plus grande faute
confifte dans le peu de foin qu'on a
de bien obferver & de garder reli-
gieufement un bon regime, qui
doit confifter à ne manger que des
alimens mols, legers, délicats, ra-
fraîchiffans, & mucilagineux, ou
de ceux qui font deja changez en
chyle, foit par la nature ou par
l'art; comme font le lait & tous les
mets qui en font faits, le ris, le fago, l'orge, le froment, les œufs,
les bouillons, les foupes claires,
les gelées, la volaille blanche, jeune, tendre & bien nourrie, ou auffi

H iiij

la viande de boucherie avec les
mêmes conditions ; il faut en manger peu à la fois & souvent, mais
jamais sans appetit, ni jusqu'à s'en
rassasier parfaitement ; il faut y joindre les autres secours dont il est
parlé dans ce Traité. Quand les
chairs sont une fois crues, il est facile de les rendre fortes, & de les
durcir par un exercice convenable,
& en montant par degrés à des viandes plus solides, & à des liqueurs
plus fortes.

3. J'ai souvent oui des personnes valetudinaires & delicates, &
de celles qui menent une vie sedentaire, comme aussi des Gens de
Lettres, se plaindre de douleurs de
tête, de maux d'estomach, de coliques, de douleurs de ventre, d'ab-
battemens des esprits, de ventositez,
& de vapeurs, qui cependant s'ima-
ginoient être fort moderées dans le
boire & dans le manger. Mais, après
une recherche exacte, j'ai toujours

trouvé que ces perfonnes-là même étoient toujours accablées d'un
cours de ventre ; ce qui me prouve
évidemment qu'elles avoient pris
plus d'alimens qu'elles ne devoient,
& qu'elles n'en pouvoient digerer.
Car c'eft une verité certaine, que
ceux qui ne font point d'excès doivent être conftipez, ou du moins
avoir des felles d'une confiftence
mediocre. Il n'y a rien de plus ridicule, que de voir des perfonnes
délicates, hyfteriques & fujettes aux
vapeurs, fe plaindre continuellement & toujours fe farcir de viandes, difant qu'elles font fur le point
de tomber par terre, & d'évanouir,
& encore fe bourrer d'alimens les
plus nourriffans, & les plus forts,
& des meilleurs cordiaux, pour
fe fuffoquer & fe furcharger entierement. Il peut arriver que des
alimens fort nourriffans, fe mêlant
avec les humeurs âcres de l'eftomach & des boyaux, puiffent pour

quelque peu de temps en corriger
& en émouffer l'âcreté, donner un
mouvement plus vite à une circulation trop lente, & tenir lieu de
bouchon, pour ainfi dire, pour arrêter les vapeurs malfaifantes qui
montent continuellement à la tête
& au cerveau : mais c'eft, fans comparaifon, comme fi pour étouffer
la puanteur qui fort d'un cloaque,
on y jettoit une plus grande quantité d'ordures & de vilenies. Le
moyen le plus convenable en ce cas
eft, premierement de nettoyer ce
goufre profond de faletez, & enfuite de le conferver net, & empêcher toute entrée à la corruption
ou putrefaction. Ceci demande un
peu de force d'efprit, de travail, &
de peine, mais qui feront abondamment recompenfez par le foulagement & la douceur qu'on en
reffentira ; car il n'y a rien de plus
certain que les maux de tête & d'e-
ftomach, les coliques, les douleurs

de nerfs que fouffrent ceux qui font
nez fains en Angleterre, viennent
d'une vie oifive, & d'une nourriture
trop copieufe.

4. Ceux qui ne mangent mode-
rément qu'une fois par jour de la
viande, vont une fois regulierement à la felle; & generalement
parlant, ceux qui y vont plus fouvent, ont fait quelqu'excez, quel
qu'il foit. Ceux qui ont envie de
fe guerir de quelques indifpofitions
de nerfs, ou de quelques maladies
chroniques, ou qui veulent s'en
garentir, doivent retrancher de leur
nourriture (& par confequent peuvent n'aller qu'une fois en deux
jours) dûffent-ils mêmes en être
conftipez. Car autrement il feroit
impoffible de lier & de roidir les
nerfs de ceux qui ont les inteftins
lâches & gliffans, & la cure doit
commencer par où le mal a pris
racine, & fe communiquer de là à
tout le refte de la machine, de

H vj

même qu'un Cordier commence à corder sa corde par un bout & passe ainsi jusqu'à l'autre. Nous pouvons atteindre facilement aux nerfs de l'estomach & des boyaux, mais les autres parties sont d'un accès plus long & plus difficile. Et comme la relaxation, la debilité, & le manque de tension dans les fibres, est l'origine de tous les désordres qui arrivent aux parties nerveuses; il n'y a point de remede que ceux qui resserrent, qui roidissent, qui lient, & qui racourcissent ces parties, qui puissent les guerir; & ils doivent necessairement resserrer & lier les fibres de l'estomach & des intestins, comme les parties les plus proches, & sur lesquelles ils operent premierement. Et celui qui voudroit guerir un mal de nerfs sans renforcer les boyaux, feroit comme celui qui laisseroit tremper une corde de violon dans de l'huile ou dans de l'eau, pour la rendre ferme & propre à jouer une belle compofition de Mufique.

5. J'ai remarqué & experimenté qu'en ceux qui ont une felle regulierement en vingt-quatre heures, le temps du paffage des alimens jufqu'à l'évacuation des excremens eft de trois jours naturels. Et qu'en ceux qui n'en ont qu'une fois en deux jours, le temps eft de fix jours naturels. On peut en faire l'experience, en avalant une amande, ou autre chofe femblable qui paffe fans fe digérer, ni caufer aucune irritation. La raifon en eft qu'une plus petite quantité d'alimens demeure plus long-temps aux orifices des vaiffeaux lâchez pour qu'ils en tirent entierement le fuc ou le chyle; & leur poids étant plus petit, la faculté concoctive a plus de force fur eux, & ainfi ils demeurent jufqu'à ce qu'ils foient parfaitement digerez, & épurez de toute leur humi-

dité, ce qui fait aussi que ces gens-là sont constipez. De même qu'en ceux qui font des excès, par la raison des contraires, les alimens passent vite sans être épurez de leur suc, & par conséquent relâchent les intestins; & rien ne peut mieux prouver qu'on a fait quelqu'excès, que la lubricité & la précipitation avec laquelle les matieres passent & se déchargent. J'ai souvent remarqué aux personnes délicates, & qui ont une debilité de nerfs (j'entends celles qui ne mangent de la viande qu'une fois par jour) que lorsqu'elles ont fait un repas de difficile digestion, quoi que les deux jours suivans les esprits ayent été libres, & que leur santé ait été également bonne, le troisiéme jour, lors du temps de l'évacuation des restes de ce repas, elles se font trouvées remplies de vents & de vapeurs, les yeux ternis, la tête pesante, avec des douleurs vagues de

rhumatifme par le corps, & une efpece de colique dans les boyaux.
D'où l'on peut tirer ces trois co-
rollaires.

Coroll. 1. Il faut autant de temps
à un chyle mal digeré pour circuler par tout le corps, qu'il en faut
aux matieres fécales pour paffer par
les inteftins. Le premier par la tranfpiration, & les dernieres par la felle.

Coroll. 2. Nous pouvons par là
juger de la verité d'un Aphorifme
reçu des Medecins ; que les défauts de la premiere concoction,
ne fe corrigent jamais dans la fui-
vante, excepté dans le cas dont
nous parlerons dans le Paragraphe
fixiéme. Car les alimens de fi difficil-
le digeftion avoient rendu le corps
moins difpos, lorfqu'il s'eft agi d'en
faire l'évacuation par la tranfpiration.

Coroll. 3. Nous pouvons auffi in-
ferer de là, combien il eft ridicule
d'attribuer generalement les dou-

leurs ou le soulagement qu'on res-
sent dans le corps, au dernier repas qu'on a fait ou à la derniere
Medecine qu'on a prise.

6. Il y a des sortes d'alimens, qui
bien qu'ils soient pesansàl'estomach
& aux intestins dans la premiere digestion, peuvent être bons & pro-
fitables au corps dans les suivantes.
Il peut arriver, par exemple, que
le fromage, les œufs, les mets faits
de lait, & les vegetaux, quoi que
bien préparez avec une quantité
proportionnée, deviennent pesans
à l'estomach, & engendrent des
vents dans les boyaux (inconvenient auquel on remediera pourtant aisement en buvant de l'eau)
mais ces mêmes alimens n'ayant
pas leurs parties fortement unies,
& n'abondant pas en sels urineux
& âcres, quand ils sont suffisamment détrempez dans un menstrue
aqueux, ou dissous dans les parties dont ils sont composez ; ces

parties étant encore plus petites que
les plus petits vaiffeaux , & leur
union toujours moindre que la force de la faculté concoctive , dans les
perfonnes qui fe portent bien ; ces
alimens , dis-je , feront par là un
chyle doux , fubtil , d'une circulation aisée , & qui dans les digeftions fuivantes deviendra falutaire , fans fournir aucune matiere
qui puiffe engendrer des maladies
chroniques. Et les vents qui en vien-
dront , n'étant pas heriffez & armez
de ces fels âcres que contient la
viande, & ne produifant point comme les liqueurs fortes de fucs cor-
rofifs , ne nuiront pas plus au corps
que l'air que nous refpirons.

7. La feconde evacuation fe fait
par les urines , dont les circonftances & les qualitez , quoiqu'on y
faffe affez peu d'attention , peuvent
être d'un grand ufage pour connoître l'état de notre fanté , & en même tems la proportion de nos ali-

mens. Il y a des gens qui s'effraient en trouvant leur eau trouble, & remplie d'un sediment de couleur de briques; mais c'est la meilleure marque qu'elle puisse avoir. Car quoique cela dénote que le sang est chargé de sels urineux & de cruditez; il vaut cependant mieux qu'ils passent par les urines, que de rester dans la masse des humeurs. Au contraire, lorsque ceux qui suivent trop leurs appetits, rendent une grande quantité d'eau, pâle, claire, & douce, c'est un indice infaillible qu'il y a eu du dérangement dans la transpiration; que ni la première, ni les secondes digestions ne se font pas bien faites, que le chyle n'a pas été suffisamment purifié, que les dernieres sécrétions par les petits couloirs n'ont pas été parfaites, & que les sels urineux sont encore dans le corps. D'où s'ensuivent infailliblement l'oppression des esprits, les frissons aux extremitez, les

douleurs vagues de rhûmatifme
par le corps, les maux de tête, les
coliques, & les douleurs de ventre.
Il ne fera pas hors de propos de faire ici attention à la difference qu'il
y a entre les urines pâles des hypo-
chondriaques & des hyfteriques, &
celles de ceux qui font attaquez
du diabetes ou flux d'urine, dont
l'apprehenfion épouvante d'abord
ceux qui ont l'efprit foible. Ces deux
fortes d'urine ont la même appa-
rence en quantité & en qualité ; du
moins elles fe prefentent d'abord à
la vue, comme privées l'une & l'autre de leurs efprits. Cependant le
veritable diabetes eft accompagné
d'une foif continuelle , & d'un
poulx bas mais vite ; l'eau en eft
beaucoup plus douce & dure plus
long-tems de même ; ce flux eft
même quelquefois fi violent, qu'il
abbat & ruine le fujet en peu de
jours. Dans les hypocondriaques,
& les hyfteriques, la foif n'eft que

très-legere, quelquefois même il n'y en a point du tout, & jamais le poulx n'est vif, mais plutôt trop lent & trop bas, & ce flux s'arrête de lui-même en peu de tems, ou en prenant quelque petit remede diaphorétique; & enfin ceux-ci ont froid aux extrémitez du corps, ce qui ne se rencontre point aux autres.

8. Cette peau bleuâtre & de plusieurs couleurs, qui ressemble quelquefois à de l'huile ou à de la graisse, & qui nage sur l'eau des scorbutiques, ou des gens cacochymes, n'est autre chose que des sels assemblez, qui sont si serrez les uns contre les autres, qu'ils peuvent aisement faire un corps, de même que la peau d'une lessive dont on veut crystalliser les sels fixes. L'urine qui a un nuage léger suspendu du haut en bas, de couleur d'ambre clair, & dont la quantité est environ les trois quarts de ce qu'on a bû, est la

meilleure , & la marque certaine
d'une bonne degeſtion , d'une juſte
proportion d'alimens , & qu'il n'y
a aucune repletion ni crudité. Et
ceux qui vivent avec temperance ,
qui prennent de l'exercice comme
il faut , & qui jouiſſent d'une parfaite ſanté , font toujours de l'eau
ſemblable.

9. Ceux qui rendent une grande
quantité d'eau pâle & claire , doivent conclure qu'ils ont péché dans
leur aliment , ſoit en quantité ou
en qualité par rapport à la faculté
concoctive , & au peu de travail
qu'ils ſe donnent ; c'eſt pourquoi ils
doivent à l'avenir proportionner
l'un & l'autre avec plus de précaution & d'exactitude, en retranchant
de leur boire & de leur manger, ou
en prenant plus d'exercice. Et pour
arrêter ce flux, ils peuvent prendre
le ſoir un peu de poudre du Gaſcon,
de la confection d'Alkermes, ou du
cordial du Chevalier Railegh , &

boire largément du petit lait chaud
fait avec du vin blanc d'Espagne,
avec quelques goutes d'esprit
de corne de cerf, pour rétablir
la transpiration. Ceux au contraire qui ont leurs urines extrémement teintes, sales, fort troubles
& en petite quantité, se sont trop
échaufé le sang par des liqueurs spiritueuses, ou l'ont surchargé de sels
tirez de l'animal. Pour prévenir
donc les suites fâcheuses qui en
pourroient arriver, il faut qu'ils
mangent moins de viande, & qu'ils
tempérent la chaleur du vin avec
de l'eau. Autrement ils seront exposez à des inflammations violentes, ou à de dangereuses maladies
chroniques.

10. L'espéce de toutes les urines
la plus mauvaise est, celle qui est
d'un brun obscur, ou d'un vilain
rouge en petite quantité & sans sé-
diment. Cette sorte d'eau dans les
violentes maladies, marque tou-

jours une crudité infurmontable,
un haut degré d'inflammation, qui
tend à la putréfaction, & une langueur mourante de la nature. Et
dans les perfonnes qui n'ont pour
lors aucune indifpofition vifible,
elle dénote une debilité prefque
totale de la faculté concoctive, une
union inféparable des parties qui
compofent le fang, le plus haut
degré de crudité, & d'un affoupif-
fement de toutes les fonctions animales. Et fi elle eft précedée par de
longues débauches, il eft befoin
de l'avis du Médecin. Je ne dirai
rien des urines de couleur de caffé,
mêlées de fang, de pus, ou de couleur de petit lait, chargées de fa-
ble blanc, de pellicules, ou de
lambeaux de quelques membranes. On fait qu'elles font néphréti-
ques, ou des fymptomes de quelque ulcére dans les paffages de l'u-
rine.

11. Il arrive une évacuation tant

par les felles que par les urines aux
perfonnes foibles, & qui ont une
débilité de nerfs qui allarme beaucoup le malade, & qu'on ne trouve pas facilement dans la commune Etiologie, c'eſt-à-dire dans cette
partie de la Médecine, qui traite
des cauſes des maladies.C'eſt quand
ils font continuellement par le conduit des boyaux, une matiére blanche,tranſparente,& viſqueuſe comme de la gelée, plus ou moins ; ou
lorſqu'il y a dans les urines une matiére blanche, de lait, gluante comme de la crême : on attribue ordinairement cela à un ulcére dans
les inteſtins, ou dans les reins,dont
la feule apprehenſion eſt capable,
de cauſer en des perfonnes d'un eſprit foible, le mal qu'elles crai-
gnent : je fuis fûr cependant, qu'il
n'y a rien de tout cela dans le cas
que je propofe. Car ou il y a des
douleurs violentes & aiguës, ou
des matières de differentes couleurs
&

& mélangées, il peut y avoir, il y
aura, ou plutôt il y a certainement
un ulcére. Mais dans le cas dont
je parle ici, il n'y a de douleur que
très-peu ou point du tout, ni de pa-
roxyfine qui arrivent aux hectiques,
& qui accompagnent toujours un
ulcére intérieur, non plus que des
mélanges de fang ou de pus, qui
découvrent toujours le mal qu'on
a dans le corps, ni d'odeur puante
qui faffe conclure quelque corruption. Car le cas que je rapporte
ici arrive aux perfonnes qui font
le moins capables d'inflammation
& d'apoftume, je veux dire aux
Paralytiques, ou à ceux qui y ont
de la difpofition, à ceux qui font
froids, fujets aux vapeurs, qui ont
les efprits abattus, & les nerfs foibles, dont le poulx eft bas & lent,
& dont les fonctions naturelles
font débiles & languiffantes ; ce
qui fait voir que ces evacuations ne
font pas l'effect d'un ulcére. Je croi

I

que la premiere vient d'une obstruction de quelques vaisseaux
lactées, par où le chyle ne peut pas
passer en assez grande quantité,
mais continuant le long des boyaux, & étant privé peu à peu de
sa partie aqueuse, il s'épaissit, &
devient comme de la gelée, & ensuite sort avec les excrémens. Ou
bien ce doit être une obstruction
des glandes des intestins, par où
passe une matiére visqueuse pour
les rendre glissantes; mais qui venant à s'y arrêter, la partie aqueuse
s'évapore, & le reste s'épaissit comme de la gelée (ainsi qu'il arrive
lorsqu'on est enrhumé, ou lorsque
les glandes de la bouche, du go-
sier, & de la trachée artére sont
trop gonflées) ensuite ces matiéres s'évacuent par l'épreinte des boyaux. Je croi de même que cette
matiére lactée, qui est au fond de
l'urine dans le cas dont j'ai parlé,
vient de la rélaxation des parties

glanduleuſes des reins & de la veſ-
ſie, & des autres paſſages de l'urine,
& qu'on peut guérir ces deux maux
de la même maniére , que les autres maladies des nerfs, par un régime & une diéte convenable , &
par des médecines qui reſſerrent &
renforcent , ou par des volatiles.

12. La tranſpiration inſenſible
eſt la troiſiéme évacuation , que
nous avons à conſiderer. La chaiſe
ſtatique, que Sanctorius a inventée
pour examiner la quantité de la
tranſpiration, quelque ingenieuſe &
agreable qu'elle ſoit dans la theorie,
eſt trop embarraſſante & trop péni-
ble pour être d'un grand uſage dans
la pratique & dans la vie ordinaire. Il
eſt certain cependant que cette évacuation libre & entiere eſt auſſi né-
ceſſaire à la ſanté , qu'aucune autre
des plus groſſiéres, puiſqu'elle eſt
égale tout au moins en quantité
aux deux dont nous avons déja parlé ; & l'obſtruction de celle ci eſt or-

dinairement la source des maladies violentes, comme elle l'est aussi des maladies chroniques. C'est pour cela que j'ai conseillé à ceux qui sont obligés d'être souvent hors de la maison lors qu'il fait un vent d'Est où de Nord (qui sont ceux qui empêchent le plus la transpiration) & qui ont un flux d'urine blanche & pâle, de se précautionner par un remede qui prévienne le commencement de ces sortes d'obstructions.

13. Le Docteur Keill, dans son livre qui a pour titre *Statica Brittannica,* a fait voir d'une manière démonstrative, que prendre du froid n'est autre chose, que recevoir par les pores une grande quantité d'air humide & de sels nitreux, qui épaississans le sang & les autres humeurs (comme il paroît par la saignée de ceux qui sont dans le cas) & par là empêchant non seulement la transpiration, mais aussi les autres sécrétions plus subtiles, excitent d'abord

une petite fiévre & un dérangement
dans toute l'œconomie animale,
qui étant négligés, donnent entrée
à la maladie de confomption, aux
obftructions des grands vifceres, &
à une cachexie univerfelle. Ainfi
ceux qui font délicats & valetudinaires, doivent éviter foigneufement toutes les occafions de s'enrhumer; que s'ils ont eu le malheur
de gagner ce mal, il faut qu'ils s'en
faffent guérir d'abord, avant qu'il
ait pris de trop profondes racines
dans le corps. De la nature de ce
derangement, telle que nous venons de la decrire, il eft facile de
connoître le remede qui lui convient; c'eft à dire, fe tenir au lit,
boire copieufement du petit lait
chaud fait avec du vin d'Efpagne &
quelques goutes de l'efprit de corne
de Cerf, des Apozemes, du Gruau,
ou d'autres liqueurs femblables : un
fcrupule de poudre du Gafcon foir
& matin, vivre de foupes maigres,

de boudins faits à l'Angloise, & de
poulets, & boire toujours chaud!
en un mot, il faut au commencement traiter cela comme une petite
fiévre avec de petits diaphoretiques;
& après cela s'il restoit encore quelque toux ou crachement (ce que
neanmoins cette methode prévient
ordinairement) il faut amollir la
poitrine avec un peu de sucre can-
di & d'huile d'amandes douces,
ou dissoudre une once de gomme
ammoniaque dans deux livres d'eau
faite d'orge mondée, pour rendre
l'expectoration aisée, & ensuite se
bien munir & se bien vêtir pour aller à l'air. C'est une méthode plus
naturelle, plus facile, & plus efficace, que celle des baumes, des
linctus, des pectoraux, & d'autres semblables bagatelles, qui ne
servent qu'à gâter l'estomach, à op-
primer les esprits, & à nuire à la
constitution du corps.

14. La voie la plus sûre pour

conſerver & faciliter la tranſpiration, eſt de ne pas prendre plus de
nourriture que la faculté concoctive
n'en peut réduire à une fluidité convenable; & il faut à proportion de
la nourriture prendre de l'exercice
ſuffiſamment, & ſe ſervir des autres
moyens alleguez dans les chapitres
précedens. Ne pas bien repoſer ,
manquer du ſoulagement que le
ſommeil apporte, ſe remuer dans
le lit ſans pouvoir dormir, ſont des
indices infaillibles que la tranſpiration ne s'eſt pas bien faite pendant
la nuit; ainſi pour y remedier, il
faut avoir recours le lendemain à
une plus grande proportion d'exercice, à un plus grand degré d'abſti-
rence, ou à quelque petite purgation domeſtique. Les douleurs de
colique, les maux de ventre, les
ſelles purgatives, beaucoup de rots
& d'evacuations venteuſes, l'abbatement des eſprits, le baillement,
& l'extenſion des membres, mar-

quent aussi que la transpiration n'a
été ni libre, ni abondante ; de sorte
qu'on doit se servir des mêmes remedes aussi-tôt que l'occasion s'en
presente ; autrement on en souffri-
ra à la fin. Les vents, comme Sanctorius le fait voir, ne sont rien autre chose qu'un défaut de transpiration. Et le baillement & l'exten-
sion des membres ne font que des
mouvemens convulsifs des muscles convenables , & des organes
destinez par la nature , les uns à
pomper les vents hors des boyaux;
les autres à presser les pores , &
par-là évacuer la matiére qui ne
transpire que lentement. Et c'est
une chose admirable de voir combien sagement la nature a inventé les spasmes , les crampes, les
mouvemens convulsifs des organes,
propres à évacuer toute matiére
nuisible & étrangere hors du corps.
C'est ainsi que la toux est une con-
vulsion du diaphragme & des mus-

cles pectoraux , pour en ôter le
phlegme vifqueux qui y eft; le vomiffement de l'eftomach (aidé par
le diaphragme & les mufcles du
bas ventre) eft pour rejetter fes cruditez & celles des inteftins, ou pour
évacuer les fables ou les pierres qui
font dans les reins. Les tranchées
des femmes en travail , font pour
fe delivrer de leur fardeau. L'éter-
nûment eft un effort de mufcles
propres à faire fortir certaines particules nuifibles aux organes de l'o-
dorat. Le friffonnement & l'exten-
fion des membres aide à la tranfpiration ; & le baillement fert à pomper les vents nuifibles au corps. Le
ris même eft un effort des mufcles
de tout le front , pour évacuer certaines matiéres que fes membranes
délicates ne peuvent fouffrir. Enfin les accez & les convulfions hy-
ftériques tant aux Enfans qu'aux
Adultes, ne font que des crampes,
des fpafmes des mufcles de tout le
I v

corps, & des moyens dont la nature se sert pour exprimer & se
défaire des vents, des exhalaisons,
& des vapeurs âcres qui sont renfermées dans les concavitez de toute la machine.

15. Il y a une evacuation qui arrive aux personnes qui ont une débilité de nerfs, qui ne pourroit entrer comme partie dans la division
generale que nous avons faite, à
cause de sa rareté. C'est une bave
déliée qui vient des glandes de la
bouche, de la gorge, & de l'estomac, & que quelques-uns appellent
un crachement de nerfs ou scorbutique, qui va même quelquefois
jusqu'à un petit flux de bouche, &
qui menace des personnes délicates
de consomption si on en croit leur
imagination, mais où il n'y a rien
moins à craindre que cela. On peut
remarquer qu'il y en a qui étant attaquez de paralysie ont un flux de
bouche pareil, qui après celatom-

be fur la poitrine; de forte que ceux
qui en font affligez dans un âge
avancé, peuvent à peine parler in-
telligiblement, à moins que de fe
nettoyer la bouche auparavant.
Ceci-même peut aller fi loin,
que dans une paralyfie formée &
invétérée à la moindre occafion de
joie ou de triftefle, ces perfonnes
font fujettes à répandre une grande abondance de larmes, de foupirs
& de fanglots. Plufieurs de ceux
qui font innocens, & ceux qui font
hébetez par le mal hyftérique, & la
plûpart de ceux qui ont un relache-
ment & une debilité de nerfs, font
plus ou moins fujets à ces evacuations falivales, fur tout lors qu'ils
ont fait quelques excès dans la nourriture. D'où vient que ceux de la
premiere efpece s'appellent mor-
veux, ou baveurs. Et la difficulté
de guérir toutes les maladies qui
viennent d'une débilité de nerfs,
dépend beaucoup de la quantité &

I vj

de la qualité de ce flux. Car lors
qu'il est trop abondant , & qu'il
dure trop long-tems, c'est la marque d'une rélaxation entiére de tout
le genre nerveux , & que ni la premiere digestion , ni les secondes ne
se font pas bien faites. J'ai eu souvent occasion de faire voir comment les excez qu'on a faits par rapport à la quantité & à la qualité des
alimens au tems d'une rélaxation
& d'une débilité de nerfs , ont produit un chyle visqueux & grossier,
dont cette partie qui n'a pû passer
par les vaisseaux lactées , est restée
dans les intestins où elle fermente ,
& s'y corrompt & cause des vents,
des tranchées , des coliques , &
ensuite s'évacue en forme de purgation ; & l'autre partie, qui a été
reçue dans les vaisseaux lactées, &
même dans la circulation , comme elle est trop grossiere & trop
visqueuse , pour se mêler avec la
masse des humeurs, & pouvoir pas-

fer par les vaiſſeaux les plus deliez,
& par les plus petites glandes de
la tranſpiration, elle eſt obligée de
paſſer par les glandes ſalivaires, qui
ſont plus grandes, plus ſpongieuſes,
& plus lâches, & que la nature a
deſtinées à faire la ſeparation des
parties glutineuſes des humeurs :
auſſi eſt-ce de là que vient ce flux
abondant de ſalive. Voici comment : lors que ceux qui ont les
nerfs foibles font des excez continuels dans leur regime, les glandes
& les vaiſſeaux capillaires du corps
s'enflent, ſe gonflent, & ſouffrent
une obſtruction, qui s'enſuit neceſſairement de là. Et c'eſt par la
preſſion de ces glandes enflées, de
ces vaiſſeaux capillaires des nerfs
qui ſont ainſi gonflez, & des vaiſſeaux ſanguins ouverts, que la plu-
part de ces maux tirent leur origine. Mais les glandes ſur-tout ſont
deſtinées à ſeparer les parties glutineuſes & les ſeroſitez du ſang, &

par là s'enflent & se bouchent. Sur
cela comme Baglivi conseille de
bien examiner l'état & la condition de la langue & de la bouche,
pour decouvrir celle de l'estomach,
& des boyaux, je croi qu'il est tres-
important dans une maladie chronique de faire attention à l'état des
yeux : & si l'on y observe une langueur froide & une couleur mourante, & sur tout si la glande la-
chrymale du grand canthus (ce
que j'observe toujours exactement)
est plus dure & plus grande qu'à
l'ordinaire & plus enflée, il faut
conclure de là qu'il y a une relaxation de nerfs, & beaucoup de vapeurs, que les fonctions naturelles
font foibles, & que le regime est
mal ordonné. Et c'est de l'obstruction & de l'enflure de cette glande
& des autres qui font au tour de
l'œil, qui pressent les nerfs opti-
ques, & les vaisseaux capillaires du
fang, que proviennent ces taches,

ces moucherons, ces atomes, &
ces obfcurciffemens de vue aux
perfonnes hyfteriques & fujettes
aux vapeurs. Car cette glande fait
voir que toutes les autres qui font
dans la region fuperieure du corps,
deftinées à feparer les ferofitez,
font enflées d'humeurs vifqueufes
par l'excez qu'on a commis dans
la nourriture ; à moins que ces perfonnes n'ayent eu quelques autres
maux ordinaires dans ces parties
là. C'eft auffi de l'obftruction & de
l'enflure des glandes falivaires de
la bouche, de la gorge, & du gofier,
que viennent ces fuffocations , &
ces palpitations : dont les hyftéri-
ques fe plaignent fi fouvent. Les
vents , & les cruditez de leur eftomac & de leurs boyaux , & des autres concavitez du corps, cherchant
à fortir par le haut, font arrêtez
par le diaphragme , & par lá la refpiration eft moins libre , & par le
gonflement des glandes du gofier ,

l'issuë en est entierement bouchée ;
ce qui fait cette grande emotion,
qui fait naître les symptomes dont
nous avons parlé , & dont il n'est
pas question de faire ici le detail.
Comme donc cette salivation, cette
toux , & ce crachement de phlegmes visqueux, qu'on appelle communément une toux de nerfs, de
même que la toux violente des enfans , & toute sorte de semblables evacuations d'un serum acre
dans les personnes foibles, & qui
ont les nerfs lâches , est un effort
de la nature pour les soulager ; s'ils
étoient traitez avec jugement, &
qu'on en eût du soin, ils serviroient
de crise à leurs derangemens , &
les affranchiroient tout-à-fait de
leurs paroxysmes, & rendroient ai-
sées la circulation & la transpiration,& par conséquent aussi le cours
des esprits. Il y en a qui ont recours,
mais follement , aux liqueurs fortes & aux cordiaux , pour reme-

dier à ce mal, & pour arrêter la
violence de ce flux, & pour relever leurs efprits abattus ; mais qui
ne fervent qu'à épaiffir les phlegmes , boucher les orifices des
glandes falivaires , & ainfi à fo-
menter le mal qu'ils veulent guerir. D'autres fe gorgent de viandes
trop nourriffantes , parce qu'ils
trouvent quelque petit foulagement à leurs efprits , par la premiere circulation de leur chyle
doux, délié & fpiritueux. Mais ce
n'eft que jetter de l'huile dans le
feu , & aggraver le mal. Au lieu
que s'ils laiffoient agir la nature,
s'ils ne la troubloient point dans
cette evacuation critique, foit en
voulant l'arrêter ; ou en entrepre-
nant de la faciliter ; mais feulement en la foulageant par des alimens legers , & des liqueurs rafrai-
chiffantes, & en prenant moins même que la faculté concoctive n'en
peut digerer ; après avoir évacué

toutes ces cruditez de la masse des
humeurs par ces glandes émon-
ctoires, & par là donné aux vents
la liberté de sortir, la salivation di-
minueroit par degrez, & s'arrête-
roit d'elle-même à la fin. Et si sur
son declin, on donnoit un petit vomitif pour emporter les restes visqueux des vents & des phlegmes
par en haut, & ensuite une purgation stomachale pour écurer les
parties inferieures des intestins ; le
malade se trouveroit bientôt la tête légere, & les esprits libres, &
exempt de toute sorte de douleur ;
la circulation & la transpiration re-
viendroient d'abord à leur état naturel, & la santé & la gaieté seroient
bien-tôt retablies, à moins qu'un
ptyalisme ou crachement habituel
& mortel n'en fût la cause ; car j'ai
observé quelquefois, qu'elle étoit
aussi funeste & aussi incurable
qu'une hydropisie formée, & un
flux d'urine inveteré, qui viennent

d'un veritable fcorbut , par lequel les parties globuleufes ou fpheriques du fang font diffoutes entierement , & le ferum eft changé en leffive.

Régles pour la fanté & la prolongation de la vie , tirées de ce qui regarde les evacuations.

1. LEs felles dures font une marque , que le fang eft échaufé , que la nourriture a été trop modique , que la digeftion a été trop lente, ou que les boyaux font foibles.

2. Les felles purgatives marquent une trop grande quantité d'alimens. Un repas trop copieux a le même effet qu'une purgation , remplit les inteftins de vents, & y caufe des tranchées. Le mercure, & même le quinquina, le diafcordium & la theriaque, purgent lorfque la dofe eft exceffive.

3. Les maux de tête & d'eſtomach, les vapeurs, l'abbattement
des eſprits, les tranchées, & les coliques, viennent d'une trop grande
quantité d'alimens qu'on a pris, &
ſont toujours ſuivis de cours de
ventre.

4. Ceux qui vivent avec temperance vont regulierement une fois
par jour à la ſelle. Et ceux qui y
vont plus ſouvent, ont fait quelque
excès.

5. La cure de la relaxation des
nerfs (ſource de toutes les maladies chroniques) doit neceſſairement commencer par l'eſtomach
& les inteſtins.

6. Le temps que les alimens demeurent dans le corps depuis qu'on
les a pris juſqu'à l'évacuation, eſt de
trois jours pour ceux qui vont une
fois par jour à la ſelle, & de ſix
pour ceux qui n'y vont qu'une fois
en deux jours.

7. Un repas de viandes groſſie-

res caufe plus de défordres le jour
de l'évacuation des excremens, que
le jour qui a été pris.

8. Il faut autant de temps pour la
tranfpiration des parties des alimens qui fortent par les pores ,
qu'il en faut pour l'évacuation des
matieres fecales qui en reftent.

9. Les défauts de la premiere digeftion, ne peuvent point fe corriger dans les fuivantes.

10. Les douleurs ou le foulagement ne font pas toujours l'effet
du dernier repas ou de la derniere
medecine qu'on a prife.

11. Quoi que le fromage, les
œufs, le lait, & les vegetaux,puif-
fent être de difficile digeftion pour
certains eftomachs, fans boire de
d'eau, cependant le chyle qui en
vient ne produit aucun mauvais
effet.

12. L'urine trouble avec un fe-
diment de couleur de brique, vient
d'une évacuation critique de ce qui

étoit retenu outre nature dans le corps.

13. L'eau pâle & douce vient de ce que les sels urineux sont retenus dans le corps.

14. Il y a une grande difference entre l'urine pâle d'une personne hysterique, & celle qui vient d'un flux ou diabetes.

15. Cette membrane qui ressemble à de la graisse sur l'urine de certaines personnes, n'est autre chose qu'une pellicule composée de sels.

16. L'urine de couleur d'ambre clair avec un sediment leger qui tend vers le haut, de la quantité des trois quarts de la liqueur qu'on a bue, est une marque de bonne digestion.

17. Une grande quantité d'urine pâle vient d'un excès d'alimens, & d'un manque d'exercice. La guerison s'en fait en mangeant moins, en prenant plus d'exercice, & par quelques diaphorétiques pour rétablir la transpiration.

18. L'eau extrémement teinte, trouble, & en petite quantité, marque une grande abondance de sels dans le corps, ou un usage immoderé de liqueurs spiritueuses : & doit être guerie par des vegetaux, & de l'eau, ou quelqu'autre liqueur déliée.

19. L'urine d'un brun obscur, ou d'un vilain rouge, est fort dangereuse, tant dans les maladies violentes, que dans celles qui semblent pour le présent n'être pas de consequence.

20. L'eau mêlée de sang & de pus, & pleine de membranes, est une marque de maladies nephretiques, de pierre & de gravelle.

21. Les matieres visqueuses, comme de la gelée dans les selles, & les glaireuses de couleur de lait dans l'urine des personnes qui ont une débilité de nerfs, viennent de la corruption des liqueurs ou des mucositez des glandes, des intestins &

de la vessie, ou des autres conduits de l'urine.

22. L'obstruction de la transpiration est une source de maladies violentes, & une suite des maladies chroniques.

23. Le rhume est une obstruction de la transpiration, par le moyen des particules nitreuses de l'air. On doit le guerir par de petits diaphoretiques, non pas par des balsamiques pectoraux, qui ne font bons qu'à la fin de la cure, pour faciliter l'expectoration des poumons; encore n'est-ce que lorsqu'elle est necessaire.

24. Les personnes qui ont les nerfs foibles ont souvent un flux critique ou rhume des glandes de la bouche & de la gorge, en grande abondance; lequel n'étant pas arrêté ni troublé par trop de remedes, leur donne beaucoup de soulagement.

CHA-

CHAPITRE SIXIE'ME.

Des Paſſions.

§. 1. SUivant l'ordre que je me
ſuis proposé, je dois traiter
ici des Paſſions ; elles ont plus d'influence ſur la ſanté & ſur les principes de la vie, que la plûpart des
gens ne s'imaginent. Et afin de
propoſer mon plan avec toute la
clarté poſſible, je poſerai quelques
propoſitions ou axiomes comme
le fondement ſur lequel il eſt établi.

Prop. 1. L'ame fait ſa demeure
éminemment dans le cerveau, où
aboutiſſent interieurement tous les
nerfs, comme ſeroit un inſtrument
bien d'accord, qui auroit des clefs
en dedans, que le Muſicien pourroit toucher, & d'autres en dehors
ſur leſquelles d'autres perſonnes
pourroient jouer auſſi, & que d'au-

K

tres corps pourroient remuer. Par les clefs interieures, j'entends ces moyens par lesquels les pensées de l'entendement rejaillissent sur le corps; & par les exterieures, ceux par lesquels les actions ou sensations du corps passent jusqu'à l'entendement. Ces deux sortes d'affections peuvent s'appeller Passions dans un sens general, comme agissant sur une des parties du composé.

Scholie. Comme l'homme est composé de deux Principes differens, de l'ame & du corps; & qu'il y a deux sortes de differens objets exterieurs, la matiere & l'esprit, qui peuvent agir sur ces deux Principes differens; les Passions dans ces deux sens divers peuvent se diviser en spirituelles & en animales.

Prop. II. L'union de ces deux Principes dans ce composé qui est l'homme, semble consister dans des loix etablies dès le commencement par l'Auteur de la Nature , dans la communication qu'il y a entre les corps & les efprits ; comme il y a fans doute des loix etablies dans leur commerce , & dans leurs actions les uns fur les autres. Car chacun fçait qu'il y a des loix etablies par l'Auteur de la Nature , pour les actions des corps les uns fur les autres.

Scholie. Ces loix établies dans les actions des ames fur les corps , & dans celles des corps fur les ames , ne nous font jamais connues que par leurs effets ; de même que les loix de la nature dans les actions des corps les uns fur les autres n'ont été decouvertes au commencement que par l'experience , & ont eté enfuite reduites & renfermées dans des propofitions generales. Une des loix dans les actions de l'ame fur le corps , & du corps fur l'ame , femble être que de tels & de tels mouvemens qui fe font fur le corps il

K ij

s'enfuive de telles & de telles fenfations dans l'entendement ; & que
fur de telles & de telles actions de
l'ame, certains mouvemens fe faffent dans le corps. C'eft comme
un fignal dont deux Generaux qui
font, l'un dans une citadelle & l'autre dehors, font convenus pour fe
faire entendre ce qu'ils ont refolu
auparavant ; ou comme la clef
d'un chifre qui explique une écri-
ture, qui d'ailleurs feroit inintel-
ligible.

Prop. III. Comme les corps font
purement paffifs, & que d'autres
corps agiffent fur eux conformément aux loix etablies par la nature : il y a au contraire dans les êtres
fpirituels un principe actif qui fe
meut & fe détermine lui-même, par
lequel ils fe dirigent & fe condui-
fent, non-feulement par rapport à
eux-mêmes & à leurs propres fentimens, mais auffi par rapport à
leurs actions & à leurs influences

fur les autres êtres, & aux actions
& influences que ceux-ci ont fur
eux. Et c'eft ici le fondement de
la liberté ou du libre-arbitre dans
les êtres raifonables & intellectuels.

Scholie. Il eft auffi certain que
cette faculté ou ce principe exifte
reellement, & eft effentiel aux efprits, qu'il eft certain qu'il y a un
mouvement dans l'univers, ou que
les corps & les efprits font effentiel-
lement differens les uns des autres.
Car il n'y a pas plus de doute, que
le mouvement n'eft pas effentiel
aux corps, qu'il y en a qu'ils foient
impenetrables; & que la quantité
du mouvement dans l'univers,
peut être augmentée, & l'eft eu
effet tous les jours : c'eft une verité auffi-bien demontrée, qu'aucune propofition d'Euclide. Or,
fi le mouvement s'augmente ou fe
peut augmenter, cela vient fouvent des êtres fpirituels. Quiconque
nie ceci, ignore les principes de

K iij

la veritable Philosophie, & les premiers elemens du système des êtres materiels & spirituels.

Prop. IV. Comme dans les corps il y a un principe de gravité ou d'attraction, par lequel, dans le vuide, ils tendent l'un vers l'autre, & voudroient s'unir, conformément à certaines loix etablies par l'Auteur de la Nature; de même il y a un principe analogique dans les esprits, par lequel ils voudroient aussi certainement être attirez, tendre, & s'unir les uns aux autres, & à leur premier Auteur ou centre, comme les planetes voudroient s'unir les unes aux autres & se joindre au Soleil.

Scholie. Cette proposition est aussi certaine que les regles de l'Analogie, qui sont, à mon avis, le fondement de toute la connoissance que nous pouvons avoir de la nature; puisque nous ne pouvons voir que quelques portions de l'enchaî-

nement total, ou que quelques parties feparées du grand fyſtême de
l'univers. L'Auteur de la Nature,
qui a creé des êtres intelligens,
feulement pour les rendre heureux, ne pouvoit pas les abandonner à tant de differentes attractions,
fans douer leur effence & fubftance
d'une efpece de contre-poids à une
telle varieté de diftractions ; c'eſt-
à-dire , d'une inclination , d'une
pente vers les êtres de même nature, & vers lui-même, qui eſt la
caufe & l'objet de leur felicité. Et
même dans l'état de la nature tom-
bée, il refte encore des veftiges
de ce principe qui ne font point
du tout effacez ; tels font les re-
mords de confcience , l'affection
naturelle, le defir univerfel de l'immortalité, & la crainte de l'anean-
tiffement ; ce que le monde appelle
le fiege de l'honneur & de la re-
nommée ; tout ce que le refpect & la
reconnoiffance rendoient aux Heros

purement romanesques; & le culte
que toutes les Nations qui ne sont
pas tombées dans la derniere bru-
talité ont rendu aux Puissances superieures & invisibles; ce sont autant de restes de ce principe, & de
son effet, suffisans pour faire voir
sa realité *à posteriori* (pour parler
en Philosophe) comme les loix de
l'Analogie & de la nature; de même que les attributs du premier
Etre le démontrent *à priori*, ou par
les causes.

Coroll. 1. Cela nous peut conduire à concevoir que notre plus
grand bonheur est de nous reünir
à Dieu notre principe & notre centre, par le secours de sa grace;
comme le souverain malheur est
de nous en separer en nous atta-
chant aux creatures.

Coroll. 2. Par la scholie de la premiere proposition, la division la plus
generale des passions etoit en spirituelles & animales. Dans le pre-

mier fens , la paffion peut être dé-
finie ainfi ; ce font les fentimens
produits fur l'ame par les objets exterieurs, foit fpirituels d'une maniere immediate , foit materiels par
le moyen des organes du corps :
dans le fecond fens , la paffion peut
fe définir , l'effet qui eft produit
par les efprits ou par les corps im-
mediatement fur le corps. Et parce
que les objets exterieurs peuvent
être envifagez comme des biens ou
comme des maux; la divifion la
plus naturelle des paffions, foit fpi-
rituelles ou animales , par rapport
à ces objets, eft de dire qu'elles font
ou agreables, ou douloureufes ; ce
qui en comprend toute l'étenduc.
En ce fens toutes les paffions peuvent fe reduire à l'amour & à la
haine, dont la joie & la trifteffe,
la crainte & l'efperance, &c. ne font
que des modifications ou conftitu-
tions differentes, comme on peut
les appeller. Je ne veux pas entrer

K v

dans un detail plus particulier; mon deſſein n'etant pas de faire un Traité exact des paſſions, mais ſeulement de poſer un fondement pour certaines obſervations generales que je ferai, autant que cela regardent la ſanté & la longue vie, & autant qu'elles ont d'influence ſur ces deux choſes.

§. 2. Par rapport aux inſtrumens organiques du corps, & aux effets qui ſe font ſur eux, ou aux deſordres ou derangemens qui leur arrivent; les paſſions peuvent être diviſées en aigües & en chroniques, de la même maniere, & pour la même raiſon, que les maladies le ſont.

Les paſſions violentes, ſoit agreables ou douloureuſes, ont à peu près le même effet, & ſe font ſentir de la même maniere que les maladies aigües. Elles cauſent une circulation vive & vigoureuſe des fluides, & reſſerrent les ſolides pen-

dant quelque peu de temps. Ainſi
les tranſports ſoudains de joie &
de chagrin ; de plaiſir ou de peine , picotent les fibres nerveu-
ſes & les tuniques des tuyaux de
l'animal , & par ce moyen donnent
en même temps une viteſſe & un
mouvement plus vigoureux aux
fluides qui y ſont enfermez : & les
fonctions du cœur, & des poumons
etant involontaires elles produiſent leurs effets les plus immediats
ſur eux. Ainſi tant la joie ſoudaine
que le chagrin ſubit, produiſent en
nous une reſpiration courte & vive,
& rendent notre pouls bas, & vite.
Retenir notre haleine quelque tems
(car notre reſpiration eſt volontaire
juſque-là) pour reflechir plus profondément ſur l'objet qui tourmen-
te, force enfin une reſpiration forte,
qui devient un ſoupir. Ainſi une
idée ſoudaine de douleur , fait circuler le ſang plus vite ; & comme
par ce moyen , elle en jette une

plus grande quantité en haut, à
travers la branche proportionellement plus large de l'aorte, elle le
fait paroître dans les vaiſſeaux ſu-
perficiels du viſage, du cou, & de
la gorge; & de cette maniere cauſe
une rougeur, qui etant tres-forte
& continuée long-temps, ſe diſ-
perſe ſur toute la ſurface du corps.
De là vient la rougeur que l'on remarque ſur le dos de la main d'une
perſonne : & les raiſons pour leſquelles nous ſoupirons pour quelques ſujets, & rougiſſons pour quelques autres, dependent de la differente ſtructure des organes du pouls
& de la reſpiration. Une peine d'eſprit qui ſurprend ſoudainement agit
ſur le cœur : parce que le mouvement du cœur eſt tout à fait invo-
lontaire : de ſorte qu'un ſoudain
ſerrement le ſaiſit d'abord, & augmente le pouls. Au lieu que nous
avons quelque pouvoir ſur la reſpiration; nous pouvons l'arrêter ou

la suspendre un peu de temps ; &
quand nous reflechissons profondément, notre attention nous fait
en partie retenir notre haleine. Il
s'ensuit de là que nous soupirons
plutôt que nous ne rougissons : car
la peine étant lente, elle anime les
pouls plus successivement & par degrez ; mais si elle continue long-
temps, les deux actions des deux
organes sont respectivement pro-
duites ; & il arrive de là, que dans
une inquietude, un chagrin, &
dans une chose ardemment sou-
haitée, on trouve le pouls bas, &
vite la respiration frequente &
difficile, comme l'experience le fait
voir. Les mêmes principes rendront
raison des effets de la crainte & de
la colere, qui nous font changer
de couleur, & paroître rouges ou
pâles, selon que le sang est acce-
leré ou retardé dans son cours. Les
soudains transports de ces passions
etant considerées de cette maniere,

quand elles deviennent extrêmes,
elles pouffent le fang avec un tel
defordre, que la nature en eft ren-
versée, comme un moulin l'eft par
une inondation : de forte que ce
qui lui donnoit feulement un mouvement circulaire & fi rapide auparavant, l'arrête entierement à
prefent, & rend le vifage pâle &
livide...De grandes craintes, ou des
chagrins foudains, agitent fi violemment le fyftême des nerfs, qu'ils
changent quelquefois la fituation
des parties, & leur en donnent une
nouvelle. Ainfi les cheveux fe dref-
fent dans une crainte; & ␣␣␣ t le
fyftême des nerfs devient fi roide,
qu'ils perdent leur elafticité ; par
ce moyen les fonctions animales
font arrêtées tout d'un coup, & il
s'enfuit un évanouiffement, & quelquefois la mort.

§. 3. Les paffions chroniques,
auffi-bien que les maladies chroniques ufent, diffipent, & detrui-

fent par degrés le fyftême des nerfs. Ces nerfs, qui font neceflaires pour reflechir , mediter , & fixer un fi grand arrangement d'idées dans l'i-magination, étant continuellement employés , s'ufent , s'alterent , & s'affoibliffent. Le refte, par un de-faut d'emploi, devient roide & fans action , fans vie , & deftitué d'un flux fuffifant de fang chaud , & de la nourriture convenable. Ainfi tout le fyfteme languit , & tombe en decadence. De cette maniere , un chagrin lent & de longue du-rée , une noire melancolie , une efperance fruftrée , l'amour natu-rel , & un entêtement de fon pro-pre merite (qui eft un degré fu-rieux de l'amour propre) alterent le temperament , en faifant ne-gliger les temps propres de l'ali-ment neceflaire & d'un exercice convenable ; & par ce moyen, pri-vent les fonctions animales des fecours qu'elles avoient coutume d'avoir, fatiguent quelque partie du systeme des nerfs, & laissant l'autre dans l'inaction, elle devient roide par le manque d'exercice. Quelques-unes de ces passions, comme l'amour, le chagrin, & l'orgueil, quand elles sont excessives, & que l'on s'y abandonne long-temps, se terminent même en folie. La raison est, comme je l'ai deja dit, qu'une habitude longue & constante de fixer son imagination sur un objet, engendre dans les nerfs une disposition prochaine à reproduire la même image; jusqu'à ce que la pensée en devienne spontanée & naturelle, comme est la respiration, & le mouvement du cœur, que la machine produit sans le consentement de la volonté : & il s'ensuit aussi dans les autres parties, une impuissance, où le (Tetanus) une immobilité, comme il arrive aux Faquirs des Indes, qui fixent une de leurs mains ou toutes les deux, en les élevant & les tenant long-temps droites, de sorte qu'ils ne peuvent plus les plier ni les abaisser. Il y a une espece de melancolie, qui arrive quelquefois aux personnes de pieté, que quelques - uns ont appelée religieuse, parce qu'elle peut être l'effet d'une grande application aux matieres de Religion : ce n'est qu'une pure maladie de corps, produite par une complexion derangée, dans laquelle le systeme des nerfs est usé & dereglé, & les sucs font devenus visqueux & gluans.

§. 4. Puisque l'esprit reside, comme il a eté dit, dans le Siege commun des sens, semblable à un habile Musicien, dont l'instrument est bien accordé ; si l'organe est sain, duement temperé, & exactement monté, qu'il reponde, & qu'il s'accorde bien aux actions du Musicien, la Musique sera distinct, agreable, & harmonieuse. Mais si

l'organe eft gâté & en defordre,
qu'il ne foit ni exactement accordé, ni ajufté comme il faut, il ne
repondra pas à l'intention du Mu-
ficien, ne donnera aucun fon di-
ftinct, & ne fera aucune veritable harmonie. C'eft pourquoi les
perfonnes valetudinaires, & ceux
qui menent une vie fedentaire, ou
qui s'abandonnent à la contemplation, doivent éviter les excès des
paffions, comme ils éviteroient les
excès des viandes de haut goût, ou
des liqueurs fpiritueufes, s'ils ont
quelques egards pour leur fanté,
& qu'ils veuillent conferver leurs
facultez intellectuelles, & les organes de leurs corps en bon etat.
Comme les paffions, lorfqu'elles
font lentes & continuelles, relâchent, detendent, & diffoudent
les fibres nerveufes; de même les
paffions violentes, & foudaines,
les elargiffent & les bandent. Par
ce moyen, le fang & les fucs font

precipitez circulairement par une violente impetuofité : & toutes les fecretions, ou font arrêtées par les conftrictions, les crampes, & les convulfions qu'elles produifent, ou font precipitées, & laiffent les humeurs crues & indigeftes, & ainfi produifent, ou au moins difpofent aux inflammations, aux fievres, ou aux mortifications. La haine, par exemple, l'emportement, & l'animofité, ne font que des degrés de frenefie ; & une frenefie eft une efpece de fievre chaude. De toutes ces chofes, il eft clair que les paffions foudaines & violentes, font plus pernicieufes à la fanté, que les paffions lentes & continuelles ; comme les maladies aigües font plus deftructives que les chroniques.

§. 5. Cependant pour faire voir plus amplement l'influence des paffions fur l'œconomie animale, confiderons les differens tempe-

ramens des hommes. Ceux dont
les fibres sont tres-fermes & tres-
élastiques, ont les sensations plus
subtiles; un mouvement plus foible, produisant une sensation plus
forte en eux. Ceux - ci ont generalement la faculté animale
de l'imagination excellente; Comme l'exprime le Poete, *Genus*
irritabile vatum. Les Poetes s'irritent aisement. C'est pour cette raison que les hommes qui ont l'imagination vive, sont ordinairement
addonnez aux plaisirs sensuels; parce que les objets des sens, font sur
eux une impression plus delicate,
& une sensation plus vive, que sur
d'autres. Mais s'il leur arrive de vivre long-temps (ce qui est presque
impossible) ils payent chérement,
sur le declin de l'âge, les plus grands
plaisirs du corps, dont ils ont joui
dans leurs jeunes années. Ceux dont
les fibres sont roides & engour-
dies, ont les sensations moins vives,

parcequ'il faut un grand degré de
force, pour furmonter une grande refiftance. Ceux qui excellent le
plus dans les travaux de l'efprit, ou
des facultez intellectuelles, retiennent les impreffions plus long-
temps, & les pouffent plus loin ;
ils font plus fufceptibles des paffions lentes & durables, qui les con-
fument fecretementcomme font les
maladies chroniques. Et enfin ceux
dont les organes de la fenfation ne
font point (fi je puis ainfi parler)
élaftiques , ou font entierement
calleux & roides par le defaut d'e-
xercice, ou en quelque maniere
bouchez , ou qui font naturellement mal formez: comme ils n'ont
prefque point de paffions du tout,
ni aucunes vives fenfations , &
qu'ils font incapables d'impreffions
durables ; ils jouiffent d'une fanté
plus conftante , & font fujets à
moins de maladies : tels font les
Idiots, les Payfans; & les Artifans,

& tous ceux que nous appellons
gens indolens.

§. 6. Nous avons fait voir auparavant, que les membres foibles,
& tous les organes du corps, peuvent se fortifier & se retablir par
un exercice convenable. Et l'on ne
doit aucunement douter, que les
organes de la sensation, & ceux
dont l'esprit se sert dans ses operations intellectuelles, ne puissent
être semblablement ameliorez,
fortifiez, & perfectionnez, par un
usage coutinuel, & une application convenable. Et si par les excès,
par une conformation originairement mauvaise, ou par quelque
accident, ces organes viennent à
être gâtez, ou qu'ils soient affoiblis
dans leurs fonctions, par le mauvais etat des sucs; alors les Medecins & les Chirurgiens pourront e-
xercer leurs sciences. Mais si les
passions sont violentes, tumul-
tueuses, & continuellement en-

flammées, il n'y a que celui, *qui tient les cœurs des hommes en fa main, & les forme comme un Potier fait l'argille, qui appaife la tourmen-te des Mers, & calme les tempêtes de l'air*, qui puiffe calmer & tran-quilifer ces Ouragans tumultueux qui oppriment l'efprit, & l'œcono-mie animale. Et puifque l'ame & le corps agiffent mutuellement l'un fur l'autre, & que le Tabernacle d'argille eft la plus foible partie du compofé, il faut, fans un pareil miracle, qu'il foit à la fin vaincu & renverfé.

§ 7. Dans ce deplorable cas, je ne fçai point d'autre remede pour de-truire les paffions, que l'exercice de l'amour Dieu, & des autres vertus Chretiennes. Car puifque nous fom-mes libres, il eft toujours en notre pouvoir de reprimer nos paffions, & de ne nous en point laiffer mai-trifer. Pour cela il faut eviter les objets qui les irritent, ou qui les

causent : il faut des les commence-
mens en detourner avec soin notre imagination ; porter ailleurs
nos pensées, & sur tout les attacher
sur Dieu : il faut se rappeller continuellement les vues de la Religion , s'en remplir , s'en nourrir
l'esprit, & par les motifs surnatu-
rels que la foi nous fournit , concevoir l'injustice des mouvemens qui
nous agitent, la petitesse & le neant
des biens ou des avantages tempo-
rels pour lesquelsnous nous tour-
mentons , biens indignes d'une
ame immortelle,& creée pourDieu
seul, & dignes du plus souverain
mepris : la solide grandeur des
biens eternels qui nous sont pro-
mis , si nous domptons nos con-
voitises par ces motifs , & principalement par celui de l'amour de
Dieu sur toutes choses , la justice &
l'obligation de cet amour, le bonheur infini qu'il nous merite pour
la vie future , la paix qu'il nous
procure

procure dès celle-ci même. Il n'eft
point de paffion qui tienne dans
le cœur d'un homme raifonnable
& fensé, contre des confiderations
fi folides & fi puiffantes.

§. 8. Quelque étranges au refte
que ces avis puiffent paroître, dans
un Effai de Medecine fur la fanté, &
la longue vie ; cependant, fi on en
étoit bien perfuadé, & qu'on reduisît
en pratique leurs confequences naturelles, elles deviendroient non-
feulement les moyens les plus efficaces pour prevenir les maladies,
mais auffi, de toutes les chofes du
monde les plus utiles pour conferver la fanté, & prolonger la vie.
Car, premierement, fi notre amour
etoit proportionné à l'Ordre & à
l'Analogie des chofes; fi nous aimions le bien infini plus que tout
autre, & que nous n'aimaffions les
autres que d'un amour reglé &
fubordonné; nous n'aurions qu'une
feule veue dans toutes nos pensées,

L

nos paroles , & nos actions , à sçavoir de nous avancer & de nous
élever à cet amour suprême autant
que nous en sommes capables avec
le secours de sa grace. Par ce moyen
nous dissiperions tout d'un coup ,
les inquietudes , & les soucis cui-
sans que nous avons pour d'autres
choses , & qui font la source de
toutes nos miseres & de plusieurs
maladies du corps. Secondement,
puisque l'amour engendre toujours
une ressemblance de manieres ;
puisque l'objet de cet amour est
infiniment parfait ; si nous l'aimions
dans le suprême degré , nous ferions , avec sa grace , des efforts in-
finis pour lui ressembler : de cette
maniere , la haine & l'animosité ,
la débauche , la paresse , & toutes
les autres semences des maladies
du corps , seroient tout-à-fait de-
truites. Troisiémement, puisque l'a-
mour spirituel est non-seulement le
plus noble , mais aussi l'affection

la plus rejouïssante & la plus agreable de l'esprit ; puisque l'objet de
notre amour suprême (ainsi que
s'exprime David) a *une plenitude
de joie en sa présence, & des plaisirs
éternels à sa main droite ;* & puisque notre joie & notre felicité s'é-
leveront toujours à proportion de
notre amour ; si nous placions notre
amour suprême, dans le bien suprême, nous nous rendrions infiniment contens, tranquilles, calmes, & satisfaits ; & il n'y a, certainement personne qui puisse s'i-
maginer un moyen plus efficace,
pour conserver la santé & prolonger la vie.

*Regles pour conserver la santé & pro-
longer la vie, tirées du Chapitre
des Passions.*

1. Les Passions ont une plus grande influence sur la santé, que la plûpart des gens ne s'imaginent.

L ij

2. Toutes les paſſions violentes & ſoudaines, diſpoſent, ou jettent actuellement les hommes dans des maladies aigües ; & quelquefois les plus violentes cauſent une mort ſoudaine.

3. Les paſſions lentes & de longue durée, produiſent des maladies chroniques ; comme nous le voyons dans le chagrin, & dans l'amour languiſſant, & fruſtré de ſes eſperances.

4. C'eſt pourquoi les paſſions ſoudaines & violentes ſont plus dangereuſes, que les lentes ou les chroniques.

5. Les hommes prompts & qui ont l'imagination vive, ſont plus ſujets aux paſſions ſoudaines & violentes, & à leurs effets.

6. Les perſonnes penſives, & celles qui ont un bon jugement, ſouffrent plus des paſſions lentes, & de celles qui conſument ſecrettement.

7. Les indolens & ceux qui ne penfent à rien fouffrent moins des paffions ; les ftupides & les idiots n'en fouffrent prefque point du tout.

8. Les maladies caufées par les paffions, peuvent être gueries par la medecine, auffi-bien que celles qui procedent des autres caufes, quand une fois les paffions ceffent d'elles-mêmes, ou font tranquilles. Mais de prévenir ou de calmer les paffions mêmes, ce n'eft pas l'affaire de la medecine, mais celle de la vertu & de la Religion.

9. L'amour de Dieu étant le fouverain remede de toutes les miferes, prévient en particulier & efficacement tous les défordres que les paffions introduifent dans le corps, en tenant les paffions mêmes dans les bornes neceffaires ; & par la joie inexprimable, le contentement & la tranquilité parfaite qu'il donne à l'efprit, devient de

tous les moyens le plus efficace, pour conferver la fanté & prolonger la vie.

CHAPITRE SEPTIE'ME.

Qui contient diverfes Remarques qui n'ont pu fe rapporter naturellement fous les Chapitres precedens.

§. 1. AYant fouvent fait mention des maladies chroniques & des maladies aigües, il ne fera pas mal à propos, de donner ici aux Lecteurs une notion de leur nature & de leur difference, auffi claire qu'il me fera poffible On doit donc entendre par maladies aigües, celles qui prennent fin dans un période de temps limité, ou par une crife parfaite, le retabliffement qui s'enfuit, ou en faifant finir la maladie avec la vie tout à la fois; ainfi ces maladies font appellées aigües, parce que leurs fimptomes font plus violens, leur durée plus courte, &

leur fin plus prompte, foit par une
mort qui ne tarde point, ou par la
victoire qu'on remporte fur le mal.
Elles font ordinairement limitées à
quarante jours. Et celles qui les
paffent, fe changent en maladies
chroniques; les périodes de celles-
ci font plus lents , leurs fimptomes moins violens, & leur durée
plus longue. Elles cefferoient auffi,
& auroient enfin par le cours de la
nature & de l'œconomie animale,
leur période borné , fi on ne leur
fourniffoit point d'aliment nouveau. On reduiroit à quelque degré tolerable, la vifcofité des fucs
& la foibleffe des fibres, par des
remedes propres & par un bon regime; & la perfonne fe rétabliroit
dans ces cas chroniques, auffi-bien
que dans les maladies aigües. Mais
ceci demandant un long-temps ,
beaucoup de foin, une grande précaution, une patience infatigable,
de la perfeverance, & un fi long

cours d'abnegation de soi-même, qu'il y a peu de personnes qui veulent s'y soumettre : on reproche à la medecine & aux Medecins, que les maladies aigües se guerissent d'elles-mêmes, ou plutôt que la nature les guerit, & que les chroniques ne le sont jamais. Mais les deux parties de cette reflexion sont également fausses. Dans le premier cas, l'art & le soin judicieusement appliquez, soulageront toujours les simptomes & la douleur, aideront la nature en lui donnant le secours qu'elle demande, & hâteront la crise, qu'elle feront venir reglément, si la maladie n'est pas trop forte pour le temperament. Et même alors la douleur se fera moins sentir, & deviendra plus supportable au malade. Mais dans le dernier cas, si on a soin de suivre à temps l'avis d'un Medecin plein d'honneur & d'experience, on pourra certainement mettre fin à la plûpart des

maladies chroniques, pourvu que
les grands visceres ne soient ni gâtez ni détruits. La faute est dans
le malade même, qui ne veut, ou
ne peut pas se refuser certaines satisfactions pendant un temps suffisant pour faire reüssir la cure. A la
verité ily a quelques maladies chroniques d'une espece à ne pouvoir
jamais être gueries entierement,
ou parce qu'elles font trop invete-
rées, ou parce qu'elles font here-
ditaires, & mêlées avec les principes de la vie même. Alors, c'est une
grande prudence aux malades de
connoître jusqu'où peut aller leur
temperament, & se contenter de
la mesure de santé que leur constitution peut permettre. Mais je
suis moralement certain, que si on
observe ponctuellement & avec soin
les regles & les précautions que j'ai
données dans ce Traité, il y aura
peu de maladies chroniques, qui
n'en reçoivent des soulagemens.

L v

assez grands pour rendre la vie to-
lerablement aisée, & libre de pei-/
nes douloureuses ; & c'est tout ce
qui est du ressort de l'Art. Mais
dans les autres maladies chroniques
dont on entreprendra la cure dans
un temps propre où les visceres ne
sont pas entierement gâtez, on en
peut infailliblement voir la fin, &
les guerir parfaitement. La marque
la plus certaine pour distinguer une
maladie aigüe, est, quand on a le
pouls vite ; & celle d'une maladie
chronique, est quand on a le pouls
lent. La premiere épuisera les fluides, & usera les solides en peu de
temps ; au lieu que la derniere
demandera un temps plus long
pour produire le même effet. Quelques maladies chroniques, particulierement vers le terme fatal de
leur période , deviennent aigües.
Et quelques aigües se changent en
chroniques. Mais non - seulement
cette marque les fera distinguer ,

mais elle fera connoître auffi, quand les maladies aigües ont des intermiffions & des relâchemens chroniques, & quand les chroniques ont des accès aigus, ou des paroxyfmes.

§. 2. Quelques perfonnes, qui jouiffent d'une fanté vigoureufe pendant leur jeuneffe, vers le meridien de la vie, ou bien-tôt après, c'eft-à-dire, vers la trente-cinquiéme, ou la trente-fixiéme année, tombent dans des maladies chroniques, qui les enlevent en péu d'années, ou les rendent miferables tout le refte de leurs jours. Ainfi les confomptions font mortelles à quelques-uns vers ce temps-là. Ainfi la pierre & la gravelle, la goute & le rhumatifme, le fcorbut & l'hydropifie, les écrouelles & les maladies de l'épiderme, ou paroiffent premierement, ou fe montrent dans leur veritable figure environ ce temps de la vie. La raifon eft;

que, pendant que les sucs sont
doux, suffisamment déliez & fluides, mais particulierement pendant
que les organes solides, les membranes & les fibres, ne sont encore
que se développer, s'étendre & tirer à leurs pleines dimensions; une
acrimonie, ou une humeur corrosive, ne peut les affecter d'une autre maniere que par la vibration,
& la vibration n'a d'autre effet que
de les faire étendre de plus en plus.
Car comme la douleur, aussi-bien
que les sels pointus, en picotant &
en irritant les fibres tendres, les
font seulement resserrer; & de
cette maniere les font tirer aux deux
extremitez, & que par ce moyen
elles se développent, & s'étendent
elles-mêmes davantage; ainsi pendant que les plis originels, & les
complications des solides ne sont
pas encore entierement dévelop-
pez, cette irritation ne sert qu'à les
étendre; & ne leur fait point de

mal , jufqu'à ce qu'ils foient parve-
nus à leur étendue totale, qui arrive ordinairement vers l'âge de
vingt-cinq ans. Après cela les humeurs âcres prennent un temps
propre pour s'élever à leur plus
grande acrimonie , pour corrompre & putrefier les fucs ; elles en
prennent auffi pour ufer, boucher,
& rompre les grands organes , &
leurs plus petits vaiffeaux capillaires. Le précis de tout ceci eft que ,
l'irritation met fin aux grandes attaques de ces maladies dans le tems
fufdit de la vie. Ceux qui font originairement atteints de ces maladies plus profondément & plus ra-
dicalement , & dont le temperament naturel eft plus foible , fouffrent plutôt de ces attaques. Et ceux
qui n'en font atteints que legerement , & dont la complexion eft
plus forte, tiennent plus long-tems.
Mais la plùpart fouffrent premierement beaucoup , vers le milieu

de la vie. De là, on remarque ordinairement, que ceux qui meurent
d'une consomption naturelle, commencent à la sentir premierement
avant l'âge de trente-six ans.

§. 3. Il n'y a point de maladie
chronique, quelle qu'elle puisse
être, plus universelle, plus opiniâtre,
& plus funeste dans la Grande Bretagne, que le Scorbut, pris dans
son étendue generale. A peine y
a-t'il quelque maladie chronique,
qui ne doive son origine à une ca-
cochymie scorbutique ; où elle lui
est tellement jointe, qu'elle fournit ses simptomes les plus cruels &
les plus opiniâtres. Nous lui devons
toutes les hydropisies qui arrivent
aprês le meridien de la vie ; tous les
flux d'urine, les asthmes, les consomptions de differentes sortes,
plusieurs especes de coliques & de
diarrhées, quelques sortes de goutes
& de rhûmatismes, toutes les paralysies, les differentes especes d'ul-

ceres, & peut-être le cancer même, & la plùpart des maladies de la peau, les temperamens foibles, & les mauvaifes digeftions, les vapeurs, la mélancolie, & prefque toutes les maladies des nerfs quelles qu'elles puiffent être. Et les malades peuvent dire mieux que nous, quelle fource abondante de miferes c'eft que ces dernieres maladies. A peine y a-t-il une maladie chronique, qui n'ait quelque degré de ce mal qui l'accompagne fidelement. La raifon pour laquelle le Scorbut eft une maladie fi (endemique) particuliere à ce pays-ci, & fi feconde en miferes; c'eft, qu'il eft produit par des caufes tres-particulieres à cette ifle; fçavoir, par l'ufage trop grand de l'aliment animal, & des liqueurs fortes qui fermentent, par les études contemplatives, & par des emplois trop fedentaires; & enfuite par le manque d'exercice & d'un travail con-

venable, il faut y joindre l'humidité nitreuse d'une isle, d'où suit
l'inconstance & la malignité des
saisons. J'ai eu plusieurs occasions
de faire voir, comment de pareilles causes doivent necessairement
& naturellement produire de tels
effets. Je toucherai seulement ici
ce sujet legerement, pour mon-
trer la connexion qu'il a avec la
matiere que je traite. Il faut que l'u-
sage continuel & excessif des alimens animaux & des liqueurs fortes, chargent les fluides de leurs sels.
Par le manque d'exercice ils s'unissent en pelotons, & augmentent
leur volume dans les petits vaisseaux. De là se forment leur plus
gros volume, & leur plus grande
acrimonie, qui doivent augmenter
la viscosité des fluides, en rompant
les globules du sang, & coagulant
ainsi sa masse, il faut à la fin qu'ils
bouchent les plus fins conduits, &
toutes les plus petites glandes : Par

ce moyen l'harmonie de toutes les
fibres elaftiques doit être interrompue, & leurs vibrations arrêtées à
chaque glande & à chaque vaiffeau capillaire bouchez, & tout cela produit un défordre univerfel
dans toute l'œconomie animale.
Ce défordre agira, & fe fera fentir
dans les fimptomes particuliers ,
felon la conformation particuliere
des parties, felon la foibleffe ou la
force des organes , felon le mauvais menagement, & l'état précis
de l'air où la perfonne demeure.
Et le détail de ces caufes generales
appliqué aux perfonnes particulieres, doit caufer refpectivement les
maladies dont on a fait mention.
En un mot, le fcorbut eft ici en
Angleterre une efpece de maladie
univerfelle, qui provient des caufes generales & continuelles des
coutumes du peuple, & de la nature du climat, qui rend les parties
féreufes du fang trop épaiffes &

trop gluantes, rompt & divise l'union des parties globuleuses, bouche les petits vaisseaux, & détruit l'elasticité des fibres. De sorte que la plûpart des maladies chroniques, ne peuvent être autre chose, que des branches & des rejettons de cette racine, qui semblable à la boëte de Pandore, est si fertile dans la variété des maux qu'elle cause. Et sa cause venant du climat & des coutumes du peuple, c'est la raison pour laquelle les maladies chroniques sont plus frequentes en Angleterre que dans les climats plus chauds, (qui, par une transpiration plus libre, & par une nourriture plus legere, non-seulement préviennent ces maladies dans les personnes qui y demeurent, mais gueriffent generalement ceux de notre isle qui en sont affligez, s'ils se transportent dans ses regions, quelque temps avant que la nature soit entierement usée.) Car quoi

que les habitans de la Grande Bretagne vivent la plûpart auffi long-
temps , & même plus longtemps,
que ceux des climats plus chauds;
cependant à peine y en a-t-il un
particulicrement parmi les gens ai-
fez, qui ne devienne maladif, &
ne fouffre de quelque maladie chronique , ou de quelqu'autre , avant
que d'arriver à la vieilleffe. On doit
attribuer à la même caufe les frequens homicides de foi-même , qui
fe commettent particulierement
ici en Angleterre , plus que dans
autre pays du monde. Car il y a
peu de gens qui ayent affez de re-
fignation, pour fouffrir patiemment
les longues douleurs d'une maladie chronique, ou ce qu'il y a encore de plus infupportable, l'acca-
blement d'efprit, que produit le
découragement, quoi que j'aye generalement obfervé, & que j'aye de
bonnes raifons pour conclure univerfellement que tous ceux qui fe

donnent la mort à eux-mêmes sont
hors de leur sens, & que leurs facultés intellectuelles sont dérangées.
Malgré l'étendue & la generalité de
cette maladie, qui fait qu'à peine
y a t-il un seul homme au-dessus
du peuple, qui en soit entierement
exempt ; je ne l'ai cependant jamais vue une seule fois en ma vie,
entierement déracinée dans ceux
qui l'avoient à un degré à en pouvoir être tout à fait libres le reste
de leur vie ; mais elle reparoissoit
encore, & se produisoit de nouveau
dans quelque simptome, ou dans
quelqu'autre, & causoit à la fin
cette grande maladie, qui termi-
noit toutes leurs souffrances. Une
bonne raison de cela est, qu'elle
demande un regime de vivre si
entierement opposé aux habitudes
naturelles, & à l'inclination universelle des habitans de cette isle, qu'il
leur devient une espece d'abnegation perpetuelle ; dont une bonne

partie des Anglois ne font pas grands amateurs. Une autre raifon eft, que les honnêtes gens traitent leurs Medecins, comme ils traitent leurs blanchifleufes ; ils leur envoient leur linge pour être blanchi, feulement afin de le falir de nouveau. Il n'y a rien autre chofe, qui puiffe tenir en bride cette hydre , qu'un ufage tres-moderé d'aliment animal , & de n'ufer que des efpeces qui abondent le moins en fels urineux, comme font tres-certainement les jeunes,& ceux qui font d'une couleur plus claire ; de faire un ufage encore plus moderé de liqueurs fpiritueufes , un travail, ou un exercice convenable,& un grand foin de fe mettre à l'abri de l'inconftance & de la malignité des faifons. Et rien ne peut la détruire entierement, qu'une totale abftinence des alimens animaux , & des liqueurs fortes & fermentées. Il faut aufli commencer cela de bonne

heure , avant ou bien-tôt après le
meridien de la vie ; ou autrement
il reſtera trop peu d'huile dans la
lampe , les eſprits diminueront ſi
fort, qu'on ne pourra plus les recouvrer ; & la partie reſtante de la
vie, ſera trop courte pour un changement auſſi total qu'il le faut faire. De ſorte que ceux qui ſouffrent
beaucoup de cette maladie Britannique, doivent s'abſtenir des choſes nuiſibles, & faire un bon uſage
des autres ; ils ne doivent pas s'attendre à un plus grand degré de
ſanté , que le temps de leur vie,
la nature de leur maladie, & l'état
de leur temperament le permet-
tront. Cependant une grande mo-
deration dans les alimens animaux
& dans les liqueurs ſpiritueuſes &
fermentées, un exercice convenable, & le ſoin de ſe munir contre
les injures du temps, rendront la vie
tolerable ; particulierement ſi on
entremêle quelque petite purga-

tion domeſtique. Les ſemences &
les jeunes rejettons des vegetaux
n'ont preſque point de ſel groſſier,
fixe, ou eſſentiel. Ceci eſt évident,
non-ſeulement par les raiſons que
l'on a deja données, parce qu'ils ſont
jeunes, ou que c'eſt la nourriture
que la nature a deſtinée pour les
jeunes vegetaux; car la terre n'eſt
qu'une matrice propre pour eux;
& la chaleur du Soleil leur ſert au
lieu d'incubation, mais * encore
parce que dans la diſtillation ils ne
donnent point de ce ſel, étant trop
legers & trop déliez pour ſe cal-
ciner & ſe réduire en cendres, &
leurs ſels trop volatiles pour ſoute-
nir le feu, & par conſequent, petits & propres à paſſe par la tranſpiration, & par ce moyen nullement
préjudiciables aux temperamens des
hommes, au lieu que les plantes
qui ont leur croiſſance entiere, leur

* Voyez Lowthorp, abregé des Tranſactions
Philoſophiques de la Societé Royale.

tige & leur bois, souffrent aisement le feu. Et dans les liqueurs
qui ne sont pas fermentées, les sels
y sont tellement enveloppez, qu'ils
ne peuvent s'unir pour former un
esprit, & ils y sont tellement plon-
gez dans les matieres particulieres
du vegetable, qu'ils ne sont presque aucun mal aux corps animaux,
à moins qu'ils n'abondent excessivement. Il arrive de là, que, se
nourrir de vegetaux pendant quelques semaines ou quelques mois,
boire de l'eau ou des liqueurs qui
ne sont pas fermentées (comme
le thé, le caffé, l'eau d'orge ou de
reglisse, une infusion d'oranges ou
d'autres semences & de plantes)
en forme de thé affermira les dents
prêtes à tomber à cause de la consomption des gommes par les sels
scorbutiques; guerira les saletez de
la peau ou les eruptions. Et même
tout ulcere qui se repand, s'il n'est
pas scrofuleux, quand on n'y feroit
aucun

aucun remede. De là vient la grande maxime dans la guerison des
ulceres ; par la diete on les met dans
l'état d'une plaie , & alors ils se
gueriffent d'eux-mêmes. Et comme
je l'ai remarqué ailleurs , à peine
y a-t'il une complexion foible,
maigre, confomptive, hyfterique,
& hypochondriaque en Angleterre , qui n'ait pour fon principe,
une cacochimie fcorbutique , cachée ou mani▪▪▪▪ , excepté celle
qui vient des ecrouelles. Nous pouvons conclure de tout cela , qu'un
regime de vivre & un exercice
convenables, joints aux autres fecours de la Medecine, dont on a
deja parlé, font capables de faire
de grands biens dans les maladies
chroniques qui regnent dans la
Grande Bretagne,

§. 4. Ayant eu auffi fouvent occafion de parler des nerfs foibles &
relâchés, il ne fera pas mal a propos de fuggerer quelques fignes

M

des plus exterieurs & des plus fenfibles, par le moyen defquels, avant
que quelque maladie chronique
ou quelqu'autre fimptome funeſte
l'ait découvert, on pourra connoître ſi l'on eſt ſoi-même de cette
complexion, & les autres perſonnes
leſquelles y auroient de la diſpoſition, afin de prévenir le mal autant qu'il eſt poſſible. Nous devons
à ce ſujet remarquer, que les nerfs
ſont des paquets de filamens ſolides
& elaſtiques, comme des boyaux
ou des poils de chat retors; qu'une
de leurs extremités eſt terminée à
l'organe commun des ſens dans le
cerveau, où l'on ſuppoſe que l'a-
me reſide principalement; que l'autre eſt entre-laſſée dans chaque
point de l'epiderme, des membranes, des tuniques des vaiſſeaux, des
muſcles, & des autres ſolides du
corps qui ſont ſenſibles, pour tranſ-
porter les motions, les actions, les
vibrations ou les mouvemens des

objets exterieurs à l'ame. Ces filamens sont tres-elastiques, comme
nous le pouvons voir par leurs
substances durcies, comme les côtes de baleines, l'yvoire, la corne,
& les cartilages, qui se font plus
eminemment qu'aucun autre corps
connu. Il y a des personnes qui ont
les fibres fort vives, prêtes à la vibration, & si elastiques, qu'ils trem-
blent violemment par le moindre
mouvement. Il y en a d'autres qui
ont les fibres roides, fermes, &
tendues, qui ne cedent qu'à de
fortes impressions, & se meuvent
lentement, mais sont long-temps
en mouvement. Enfin il y en a
d'autres qui ont les fibres foibles,
déliées, & relâchées, qui, quoi que
meues aisément, & pliant à la plus
foible impulsion, cependant ne
communiquent à l'ame que des impressions & des vibrations impar-
faites & languissantes, & ont toutes leurs autres fonctions animales

M ij

d'une nature également affoiblie.
C'eft de ces dernieres que j'ai parlé jufqu'à prefent ; & nous pouvons
facilement les connoître par ces
fignes ou caracteres exterieurs. 1.
Ceux qui ont les cheveux naturellement doux , minces , petits, &
courts , ont les nerfs mols & relâchés ; car les cheveux paroiffent
être des fibres charnues, feulement
allongées & durcies exterieure-
ment. Du moins ils font compofez, comme les fibres , de plufieurs
petits filamens contenus dans une
membrane commune ; ils font folides, tranfparens , & elaftiques ;
& les fibres du corps ont ordinairement de la force & de la groffeur,
à proportion de la force & la groffeur des cheveux. 2. Ceux qui ont
les plus blonds cheveux , ont les
fibres les plus lâches (les autres
chofes étant egales) parce que les
plus blonds font plus clairs , plus
poreux & plus fpongieux ; & parce

que les corps des plus claires couleurs , font compofés de parties
plus délicates , que ceux d'une couleur plus vive ; comme on l'a remarqué auparavant. 3. Ceux qui
ont les mufcles & les os plus gros ,
ont ordinairement les nerfs plus
fermes , que ceux qui ont les mufcles & les os petits. Parce que les
mufcles & les os etant fimilaires à
leurs fibres , comme il eft tres-
probable , & ceux-là etant plus gros,
& confequemment plus forts , cel-
les-ci doivent être de même , &
ainfi du contraire. 4. La chair douce & mollaffe , eft un fimptome
certain de fibres lâches ; au lieu
que les mufcles durs , font la marque conftante que les fibres font
fermes. 5. La complexion ou la peau
blanche & de couleur cendrée,
montre toujours que les fibres font
plus foibles & plus lâches , que
celle qui eft rouge , fraîche , d'une
pâleur obfcure , ou noiratre , pour

M iij

les raisons qu'on a deja données.
6. Un temperament gras, corpu-
lent, & flegmatique, est toujours
accompagné de fibres lâches, parce
qu'elles sont dissoutes & trempées
dans l'humidité. Et au contraire
ceux qui sont d'une forme seche,
nette, & ferme, ont les fibres fortes,
& tendues. 7. Ceux qui sont sujets
aux évacuations de quelque espece
qu'elles soient, dans un degré plus
grand qu'on ne l'est naturellement; & ceux qui par quelqu'accident ont souffert long-temps par
quelqu'évacuation extraordinaire
de quelque nature qu'elle soit, ont
les fibres & les nerfs lâches. Ainsi
ceux qui se purgent souvent, &
rendent une grande quantité d'eau
pále, ceux dont la bouche & le nez
coulent ou qui fondent excessivement en sueurs; ceux qui de quelque maniere que ce soit ont perdu
beaucoup de sang, qui ont eu une
diarrhée, qui ont été gueris d'une

fiévre , & les perfonnes du fexe
qui ont eu long-temps leurs regles
ou plus que de coutume , font dans
ce cas ; & les fibres & les nerfs de
toutes ces perfonnes font originai-
tement , ou deviennent par accident , foibles & relâchées. 8. Fina-
lement ceux qui font d'un temperament froid , qui font fujets à
s'enrhumer , ou à gagner du froid
par les extremités, ont auffi les fibres
& les nerfs foibles & lâches : parce
que ces chofes font des fignes d'une
circulation & d'une tranfpiration
lente & interrompue ; ce qui ma-
nifefte un reffort foible dans les
fibres des tuniques des vaiffeaux ,
dans les fibres des mufcles , & une
foibleffe du reffort des écailles de
l'épiderme.

§. 5. En marquant les fignes des
nerfs foibles , je ne fçaurois omet-
tre la difpofition où fe trouvent
les femmes enceintes à faire de
fauffes couches , à moins qu'elles

M iiij

ne soient exactes à y prendre garde & à se menager, particulierement celles qui ont les nerfs tendres & foibles, ou qui sont d'un
temperament trop délicat. Ces si-
gnes que je viens de donner feront
toujours connoître, si une personne
est dans ce cas ou non. Et celles
qui en s'examinant se trouveront
dans ce cas, feront sujettes pour
la moindre cause à faire souvent
de fausses couches ; de cette maniere une grande partie de leur
posterité fera detruite, & elles s'ex-
poseront aux hydropisies, ou aux
consomptions, ou (ce qui est pire)
à un abbatement continuel des esprits, aux vapeurs, & aux autres
maladies hysteriques. Et par ce seul
malheur, une partie considerable
des Gens de famille perit ici en Angleterre. La nature a fait le sexe
en general, d'une complexion mol-
le, foible, & délicate. Le manque
d'un exercice convenable, une ta-

blé bien fervie, des gouvernantes indifcretes, des meres trop indulgentes, une aigreur hereditaire, augmentent beaucoup cette difpofition. Et fi elles commencent une fois, par negligence ou par accident, à faire une fauffe couche; chaque premiere fauffe couche fraye le chemin à une feconde, & à une troifiéme, & jufqu'à ce qu'il ne refte plus à la pauvre creature ni fang, ni efprits, ni appetit, ni digeftion. Car une fauffe couche affoiblit le temperament, rompt, & déchire plus le fyftême des nerfs, que ne feroient deux couches venues à terme. Si jamais on doit s'en garantir, ou les prévenir efficacement, on doit le faire, ou du moins l'entreprendre dès la premiere fois, s'il eft poffible; au moins, auffi-tôt qu'on le peut, & avant qu'il arrive une relaxation & une diffolution totale du fyftême nerveux. La perfonne même eft fouvent la caufe de fa fauffe couche, par fes actions volages, foit en danfant ou en fautant, &c. Mais plus fouvent l'empreffement & l'indifcretion des Chirurgiens, & des Sages-Femmes, en faignant à chaque petit fimptome qui menace, fans confiderer le temperament. La faignée peut faire affez de bien dans des complexions fanguines, robuftes, & plethoriques : mais c'eft la mort & une ruine certaine pour les perfonnes qui ont les nerfs minces & foibles ; & le plus feur moyen, en relâchant les fibres nerveufes, de caufer la fauffe couche qu'on avoit deffein de prévenir : car la faignée a cet effet, & relâche les fibres auffi certainement, qu'elle diminue la quantité du fang. Le moyen le plus efficace que j'aye jamais trouvé pour prévenir ces malheurs, eft d'ordonner à celles qui font dans de pareilles circonftances, de boire copieufement de

l'eau de Briftol, & d'en faire leur
boiffon journaliere, avec un peu
de vin rouge ; appliquer l'emplâtre
ad Herniam, avec de l'huile de ca-
nelle, & du *Laudanum* de Londres,
à leurs reins ; leur prefcrire une
nourriture maigre, legere, & d'une
digeftion aifée, particulierement
de vegetaux farineux, & de lait ;
de fortifier leurs boyaux, avec le
Diafcordium & de la rhubarbe rôtie,
s'ils deviennent trop gliffans ; de
leur faire prendre l'air une ou deux
fois par jour dans une chaife ou
dans un carroffe, & de les égayer,
de les divertir, de les entretenir
en bonne humeur autant qu'il fe
peut. Cette methode ne manquera prefque jamais ; à moins qu'une
humeur fcrofuleufe cachée, ou
quelque autre aigreur hereditaire
dans leurs fucs, ne détruife l'enfant.

§. 6. Ceux qui font délicats, maladifs, & qui ont les nerfs foibles,

M vj

doivent avoir égard, dans le me͠, nagement de leur ſanté, aux diffe-rentes ſaiſons de l'année. J'ai déja remarqué dans mon Traité de la Goute, que de pareils temperamens commencent à s'affoiblir & à lan-guir vers Noël, ou le milieu de l'Hyver; ils continuent de pire en pire juſqu'à ce que le Printemps ſoit paſſé; ſe relevent un peu, à meſure que le Soleil s'éleve & de-vient chaud; ils arrivent au plus haut degré de ſanté & de force en-viron le milieu de l'Eté, & s'y main-tiennent auſſi long-temps que le Soleil les échauffe, ou que la force qu'ils ont recouvrée dure. La force de ceux qui ont les nerfs tres-foi-bles, manque plus tôt, même vers l'Equinoxe de l'Automne: mais ils ſe relevent plus tôt, parce que leurs plus foibles nerfs font moins de reſiſtance. Le Soleil fermente de nouveau, rarefie & éleve leur jus viſqueux: de ſorte que la circula-

tion se fait mieux, est plus pleine,
plus libre, & plus universelle : Par
ce moyen la transpiration est aussi
beaucoup augmentée ; & le fardeau
étant emporté par la force de la
chaleur du Soleil, leur appetit est
aiguisé, & leur digestion retablie,
à quoi contribue la serenité & la
chaleur de l'air, & une liberté plus
grande de prendre de l'exercice &
de vaquer à ses affaires. Je conseille donc à ces sortes de personnes de suivre religieusement les
mouvemens de la nature, & de
prendre les bienfaits qu'elle offre
alors, comme une marque certaine qu'ils font les meilleurs, & les
plus propres pour elles. Après Noël,
& au commencement du Printems,
le lait, les œufs, & les herbes prin-
tanieres, comme les asperges, les
épinars, les jeunes choux, viennent
les premiers, dont je leur conseille
de faire la plus grande partie de
leur nourriture alors. Le Printems

avançant , l'agneau , le veau , les
pois verds , & les ſalades ſont en
abondance. Aprês l'Equinoxe du
Printems , les poulets & les lapins ,
les dindonneaux & les fruits pré-
maturés ſont de faiſon. On peut
avoir vers le milieu de l'Eté , le
mouton & la perdrix , les choux-
fleurs & les artichaus. Et l'Automne nous fournit du bœuf & de la
venaiſon , des navets , & des carotes. On trouvera que les facultés
digeſtives des perſonnes foibles , &
de celles qui ont les nerfs lâches ,
ſe retabliſſent & ſe fortifient par degrés, à meſure que les plus forts de
ces alimens viennent à être de ſaiſon. Par être de ſaiſon , je n'entends
pas ces jours tres-prematurés dans
leſquels la gourmandiſe des ache-
teurs , & l'avarice des vendeurs autour de Londres , ont forcé les differentes ſortes de vegetaux , & d'a-
nimaux à p roître ſur les tables.
Mais par ſaiſon , je veux dire , ce

temps de l'année , auquel ils font
dans leur perfection & en plus
grande abondance en ce pays, par
la nature, la culture commune , &
par la pure operation du Soleil &
du climat. Mais le principal point
fur lequel je voudrois infifter , eft
que ces fortes de perfonnes vouluffent regulierement commencer
à correfpondre à la nature , en
diminuant la quantité & la qualité
de leur aliment , comme les faifons
l'indiquent, & de la maniere que
la Providence pourvoit l'aliment
propre dans fa plus grande abondance & perfection. Par ce moyen
ils conferveront leur fanté dans une
balance affez égale toute l'année ;
ils auront des alimens plus legers
& en moindre quantité & qualité,
quand leurs facultés digeftives auront moins de force, & que leurs fibres nerveufes feront plus foibles; &
ils augmenteront leur nourriture,
à proportion de l'augmentation de

ces forces. Ajoutez à ces chofes,
que comme l'Hyver eft la meilleure
faifon pour prendre de l'exercice
au logis, l'Eté eft la plus propre
pour en prendre au dehors. Et à
proportion que le jour s'allonge,
on fera le travail & les exercices
du dehors plus longs. Ni Sydenham,
ni Fuller, n'ont jamais pu dire la
moitié de ce que l'exercice obftiné
fera dans les temperamens cacochymes, foibles, & menacés de
confomption.

Labor omnia vincit
improbus.   *Horace.*

L'exercice infatigable domtera
toute maladie chronique.

§. 7. Les Allemans ont un proverbe qui dit que les hommes fa-
ges doivent mettre leurs habits
d'Hyver de bonne heure en Automne, & les quitter bien tard.
Ils ont voulu infinuer par là, que

l'on doit être toujours bien couvert. Quelque chofe que l'on puiffe penfer de ce Proverbe , eu égard aux perfonnes qui boivent beaucoup, & qui demandent une décharge copieufe par la peau : celles qui font fobres , ou qui auroient envie de fe rendre robuftes, doivent s'accoutumer à s'habiller auffi legerement qu'il eft poffible, tant en Hyver qu'en Eté ; beaucoup d'habits , & pefans , attirent trop par la tranfpiration ; comme le Docteur Keill le prouve, dans fon *Med. Static. Britann.* ils rendent le corps tendre & débile, & affoibliffent les forces. La coutume de porter de la flanelle , eft prefque auffi mauvaife qu'un Diabetes : rien ne peut affoiblir & épuifer davantage les perfonnes foibles & délicates. Pour rendre ceci évident, il faut faire une diftinction entre la tranfpiration & la fueur, qui different autant que l'évacuation naturelle &

journaliere des intestins differe d'une diarrhée. Et comme les personnes de bon sens, beaucoup moins celles qui sont délicates, & les foibles, ne voudroient faire aucun effort pour se procurer une diarrhée; ils ne doivent pas non plus exciter l'autre qui est la sueur. Car de même que de se rendre le ventre trop libre, ce seroit tenir toujours les fibres des passages alimentaires lâches; aussi une sueur continuelle relâcheroit celles de la peau. Et comme l'humidité, dans laquelle la flanelle tient continuellement la peau, & la malpropreté qu'elle contracte si-tôt, montre quel flux de transpiration elle y excite; de même la friction continuelle qu'elle produit en donne la raison. Si quelqu'un est surchargé d'humeurs superflues, & de liqueurs fortes, il est heureux si la nature décharge cet Ocean de quelque maniere que ce soit; car il vaut mieux qu'il sue,

que de bruler dans une fievre. Mais
pour les gens moderés, délicats, &
maladifs, plus tous les organes de
leurs évacuations feront fermes &
ferrés (s'ils ne font pas entierement
bouchés) plus ils s'en trouveront
bien, plus ils fortifieront leurs nerfs,
& endurciront leur temperament.
Il n'y a rien qui demande la fueur,
que la fuperfluité du manger ou
des liqueurs fortes : & c'eft pour
cela que les Allemans s'y excitent
tant. Ils pouffent la chofe fi loin,
que Tfchirnhaus, homme d'ailleurs
tres-fçavant & tres-ingenieux, dans
fon Traité de la Medecine de l'efprit & du corps, réduit la guerifon
de prefque toutes les maladies, à la
fueur ; fur les Remarques qu'il avoit
faites de fon fuccès, dans les fievres
que la bouteille avoit causées. Ils
boivent beaucoup de vin mince &
fubtil, qui paffe par tout ; & quand
il tranfpire au travers de la peau, le
combat & le danger font paffés.

Mais pour les habitans de nos Isles,
qui sont sobres parce qu'ils sont délicats, & qui voudroient conserver
leur santé ; plus leurs habits & leurs
couvertures, tant la nuit que le jour,
en Eté & en Hyver, seront legers,
plus leur force s'augmentera. Plus
tout le corps sera exposé à l'air doux
& benin, plus les sucs animaux seront fluides, & actifs ; & par consequent, plus la transpiration sera
libre & entiere. Car l'air bien temperé est avantageux & medecinal
aux sucs animaux : & se trop couvrir le jour & la nuit, ne fait que
condenser notre propre atmosphere & les excremens qui nous en-
tourent, & arrêter les douces influences de cet element benin. Pour
ce qui regarde le rhume, celui qui
vit sobrement, & qui évite l'air nitreux, je veux dire les temps humides & de gelée ; ou ne gagnera
pas si aisément du froid, ou s'il en
gagne,il en sera plus tôt quitte. C'est

seulement l'air difposé de cette maniere, qui épaiffit & coagule nos
fucs, & donne des froids doulou-
reux & dangereux. C'eft la chaleur
interieure feule qui nous détruit.
Jamais les perfonnes fobres ne fouf-
frirent du froid, à moins qu'il ne
fût tres-grand, ou qu'elles ne s'y
expofaffent opiniatrément contre
le bon fens & la raifon.

§. 8. Un autre moyen propre à
conferver la fanté pour les perfonnes délicates, fedentaires, & appliquées à l'étude, eft de fe razer fouvent le vifage & la tête, de fe laver&
ratiffer les pieds & les orteils, & de
fe rogner les ongles. La grande utilité (outre le plaifir) qui reviendra
à la tête, aux yeux, & aux oreilles,
en razant le vifage & la tête fouvent, & en les lavant tous les jours
avec de l'eau froide & quelques
goutes de l'efprit compofé de lavande, ou d'eau de Hongrie; eft
beaucoup mieux entendue de ceux

qui l'ont reſſentie. En ſe faiſant couper les cheveux, & razer la tête,
la premiere fois, on manquera rarement de ſe guerir d'un mal de tête, d'une fluxion, & même d'une
foibleſſe de nerfs dans les yeux.
Chaque évacuation, non-ſeulement diminuera toute la maſſe,
mais ſi elle eſt aidée, elle rend
cette évacuation plus ample & plus
copieuſe. Plus la tête eſt ſouvent ra-
zée, plus vite & plus épais les cheveux croiſſent. De ſorte qu'en ſe
razant ainſi la tête & le viſage frequemment, ce ſera l'équivalent
d'un cautere, ou de veſicatoires
continuels dans ces parties. D'ailleurs en lavant la tête & le viſage
avec de l'eau chaude & du ſavon,
& en ratiſſant la peau avec le ra-
zoir, on nettoyera tous les trous
des conduits de la tranſpiration de
ces dartres farineuſes, & de la tei-
gne qui y adherent ; on excitera
beaucoup la tranſpiration de ces

parties, & on donnera un air libre aux fumées de la tête & du cerveau. Et en se lavant bien la tête,
& en la trempant après dans l'eau
froide, on fermera les écailles de
l'epiderme ; ce qui empêchera de
gagner du froid dans la tête , qui
est souvent une douleur pesante
aux personnes delicates , sedentaires, & attachées à l'étude. C'est
pourquoi je conseille à ces personnes de se razer la tête & le visage
tous les jours , ou de deux jours
l'un , ou aussi souvent qu'ils le
pourront, & les bien laver dans de
l'eau froide après. Ce qu'on fait
aux parties superieures, doit se faire
aux inferieures, en se lavant & ra-
tissant les pieds , & en se rognant les
ongles. Nous connoissons, par le
chatouillement des plantes des pieds,
quel nombre de fibres nerveuses
tres-fines y aboutissent. En marchant & en se tenant debout on y
fait des callus, & on rend la peau

épaiffe & dure ; ce qui prejudicie
beaucoup à la tranfpiration, & empêche que le fang & les efprits n'y
viennent. Et c'eft une remarque generale, qu'il n'y a point de marque
plus certaine d'une fanté forte &
vigoureufe, qu'une chaleur douce,
& une tranfpiration copieufe aux
pieds. C'eft un figne d'une circulation libre & pleine dans les petits
vaiffeaux, à la plus grande diftance
de la fource de la chaleur & du
mouvement ; rien au monde ne
peut indiquer plus clairement une
bonne fanté. Au contraire, les perfonnes délicates & foibles, ont toujours froid aux jambes & aux pieds,
& particulierement dans les temps
de gelée. Que les gens foibles &
delicats fe lavent donc, & fe ra-
tiffent une fois la femaine les pieds
dans de l'eau chaude, & fe rognent
les ongles. Ce qui vrai-femblable-
ment préviendra les cors, les du-
rillons, & le penchant non naturel
de

de leurs ongles à entrer dans la chair. Ces chofes à la verité ne paroiffent que des remarques baffes & frivoles fur la fanté ; mais en ce cas, comme dans ceux de plus grande importance ; *celui qui meprife les petites chofes, perira peu à peu.*

§. 9. Les perfonnes délicates & valetudinaires, qui par leurs études ou leurs emplois font obligées de lire ou d'écrire beaucoup, fe tiendront autant qu'il leur fera poffible dans une pofture droite, pliant leur tête & leur poitrine le moins qu'ils pourront, s'appuyant feulement fur un pûpitre en talu & ils continueront leurs exercices dans cette pofture, jufqu'à ce qu'ils fe fentent fatiguez ; alors ils fe repoferont, & puis ils recommenceront. S'ils perfiftent obftinémentdans cette coutume & dans cette pratique, ils fe rendront à la longueur du temps cette pofture facile ; & il eft

N

inconcevable, combien de grands avantages leur temperament en recevra. En s'asseyant, s'appuyant, & se penchant bas, on comprime quelques uns des vaisseaux du corps; & de cette maniere, on arrête & on retarde la circulation du sang & des sucs qui doivent y passer; ce qui cause un flux plus prompt à travers les autres vaisseaux qui se trouvent plus ouverts. De là vient que l'on sent les membres engourdis & incapables de se mouvoir, jusqu'à ce que le sang & les esprits y ayent regagné une libre entrée par la posture convenable. Il s'ensuit aussi de là une circulation inégale des sucs, une secretion inegale dans les glandes; & par consequent une croissance, une force, & une vigueur disproportionée des organes & des parties. Ce qui est la cause des nœuds qui viennent aux enfans; par la negligence des nourrices, qui n'ont pas soin de

les bercer, & de les agiter entre leurs
bras suffisamment pour faire circuler les sucs & les esprits également par tout. Les Romains & les
peuples de l'Orient, pour éviter cet
inconvenient, (du moins il semble que ç'en est la raison) étoient
tout de leur long dans leurs grands
repas & festins, & lorsqu'ils étoient
obligez de demeurer long-temps
dans une même posture. Outre cela, si celui qui écrit ou lit est assis,
sa posture panchée comprime continuellement la cavité de la poitrine & de l'estomach ; ce qui doit
necessairement affoiblir leurs fonctions ; & ce sont ordinairement
les organes qui s'affoiblissent & s'u-
sent les premiers dans les Clercs,
& les Sous-Secretaires. Et baisser la
tête, est le moyen d'y élever des
fumées & des vapeurs ; & de s'exposer aux abbatemens des esprits,
& peut-être aux consomptions. Tout
cela se peut, en quelque maniere,

éviter par une posture droite : car
par là tous les organes seront dans
leur situation naturelle, Plusieurs
muscles seront en action, & ainsi
presseront les vaisseaux du sang,
pour faciliter la circulation. Mais
surtout par cette posture droite,
les sucs auront l'avantage de leur
propre gravité, pour descendre plus
vite, pour échauffer les parties plus
basses, qui sont éloignées de la source du mouvement ; les évacuations
se feront plus promptement, & con-
serveront les parties superieures libres & dégagées : ce qui contribue-
ra beaucoup à conserver la santé
& à prolonger la vie. Mais cette
pratique ne deviendra jamais facile, qu'à ceux qui la commencent
jeunes. Ceux qui dictent ou qui
donnent des consultations, devroient le faire debout ou en marchant ; cette maniere soulageroit le
corps & l'esprit.

§. 10. Outre les regles que l'on

a déja données , je conseille aux
personnes pesantes, grasses , & d'u-
ne taille fort haute, de s'abstenir ,
autant qu'elles le pourront, de toute sorte de liqueurs. Jamais on n'in-
venta de regle ni de precepte d'un
si grand usage pour conserver &
prolonger la vie de ces sortes de
personnes, qu'une abstinence generale & obstinée de toute sorte de
liqueurs. Si (comme il est tres-pro-
bable) la masse de tous les corps
vegetaux & animaux , n'est composée que de tuyaux vasculaires,
formez tout d'un coup dans leurs
premiers principes & dans leurs semences; la croissance & l'augmentation du volume , ne fait que remplir & enfler , dilater & développer
ces tuyaux par les liqueurs. Nous
sçavons par les experiences de Kir-
cher, & du Docteur Woodward ,
jusqu'à quelle grandeur ou grosseur
les vegetaux croîtront par le pur
element seul. Deux cochons de

lait de la même portée furent nourris de la même quantité de lait; excepté qu'on mêla au lait de l'un d'eux, la même quantité d'eau. Un mois après on les tua tous les deux, & on trouva celui qui avoit eu de l'eau, beaucoup plus gros & plus gras que l'autre. Les hydropisies (au moins l'Anasarca) ont eté gueries par une abstinence obstinée de boisson. Et les léthargies procedent de l'humidité du cerveau. Et ce sont ces deux maladies, ausquelles sont sujettes les personnes pesantes, grasses, & d'une taille fort haute. C'est pourquoi de telles personnes devroient s'abstenir de boire, comme le font ceux qui ont l'hydrophobie, ou l'horreur de l'eau ; ce qu'ils peuvent facilement executer, s'ils ne se nourrissent que de jeunes animaux, & de vegetaux humides & rafraichissans. Mais toutes les fois que je parle d'aliment vegetable, j'entens celui qui est apprêté par le feu.

§. 11. J'ai seulement deux choses à recommander aux vieillards,
& à ceux qui sont à la veille de quitter le théâtre de ce monde ; s'ils ont
envie de rendre leurs derniers momens aussi aisés & aussi libres
qu'ils peuvent être. La premiere est,
qu'ils doivent éviter les injures du
temps, autant qu'il leur est possible.
Les vieillards ont tres-certainement
le sang pauvre & visqueux. Ils n'ont
que peu de transpiration ou point
du tout ; & leurs facultés digestives
sont foibles. Par conséquent ils
doivent être sensibles aux plus foibles injures du temps, & en doivent souffrir. Je leur conseille donc,
de se tenir au logis, de se pourvoir de chambres & de lits chauds,
& d'un bon feu, quand le jour s'ab-
baisse, quand il fait grand vent, &
quand l'air est subtil. Ces personnes ne doivent pas s'attendre d'a-
mheliorer leur temperament ou leur
santé. Elles ne doivent tendre qu'à

s'exempter de douleur, qu'à prevenir les accidens qui pourroient éteindre le feu vital, & qu'à le faire bruler auſſi pur, & auſſi longtemps que la nature & leur âge ſe le ſont propoſé. L'exercice ne ſert qu'à purger les ſuperfluités. Si donc ces perſonnes ont ſoin de ne point faire d'excès, elles n'en auront pas beſoin, encore ne leur feroit-il pas beaucoup de bien. Car dans les vieillards, les os ſe petrifient, les cartilages & les tendons ſe changent en os; & les muſcles & les nerfs, en cartilages & en tendons. Et tous les ſolides perdent leur elaſticité, & ſe changent, en quelque façon, en cette terre dans laquelle ils vont être diſſous. De ſorte que les ſolides manquant d'elaſticité, l'exercice ne peut être que d'un petit ſecours pour ſecouer & faire tomber le fardeau. Ce ſera aſſez pour ces perſonnes, de prendre l'air pendant que le Soleil luit, &

les vents frais de l'Eté pourront
les rafraichir. Ou, fi elles ont envie de prolonger leurs jours, il
faut qu'elles fe retirent dans un
climat plus chaud ; par ce moyen
elles pourront vivre auffi longtems
que la Corneille. La feconde chofe
que je confeille aux vieillards eft,
de diminuer leur nourriture à proportion de ce qu'ils avancent en
âge, avant que la nature ait forcé
en eux cette diminution. Ceci eft
un puiffant moyen pour rendre
leur vieilleffe verte & exempte de
douleur, & pour conferver les re-
ftes de leur fens jufqu'au dernier
moment. Par ce feul moyen, Cornaro prolongea fes jours, & conferva fes fens, en quelque maniere, entiers jufqu'à cent ans. Il pouf-
fa fi loin la diminution de fa nourriture par degrés ; que, comme fon
Hiftorien nous l'apprend, il vivoit
à la fin trois jours d'un jaune d'œuf.
Je ne veux pas hazarder de confeil-

ler aux autres en quelle proportion de temps & d'alimens cette diminution se doit faire. Mais il me semble qu'ils devroient considerer que, puisqu'il est certain que les vieillards deviennent enfans, quant à la foiblesse de leur digestion, ils devroient diminuer dans leur aliment, comme les enfans augmentent dans le leur, du plus foible au plus foible, & du moindre au moindre. Car comme leurs solides n'ont plus d'elasticité, que leurs facultés digestives sont foibles, leur transpiration petite ; qu'il ne se fait en eux presque point de déperissement ; ils devroient diminuer proportionément leurs reparations.* Et c'est le plus souvent à la negligence de ces choses, que les vieillards doivent ces rhumes, ces catharres, les vents, & les coliques, la perte de la memoire &

---

* Non pas pourtant jusqu'à éteindre l'étincelle de vie qui leur reste.

dès sens, ces douleurs & ces peines , & toute cette trifte & noire
fuite de miferes , qui accompag-
gnent une longue vie. Ce qu'ils
auroient pu en quelque maniere
prevenir, par une diminution dif-
crete & à temps de leur nourriture.

§. 12. Il n'y a point d'erreur plus
fatale dans la guerifon des maladies
chroniques, ordinaires aux perfon-
nés foibles & délicates, que l'efperance vaine & injufte qu'elles entre-
tiennent d'une guerifon prompte
& foudaine, ou même d'un foulagement fenfible. Ceci joint à leur
inconftance, & à l'impatience qui
les tourmente quand on les gêne
dans ce qu'elles defirent, les fait
quitter dans le defefpoir tous les
remedes & toutes les contraintes ;
& enfuite elles s'abandonnent à toutes les mêmes chofes qui avoient
produit ou irrité la maladie , ou
changent & courent de Docteur en
Docteur , jufqu'à ce qu'elles termi-

N vj

nent leurs jours avec un Empyri-
que, ou meurent entre les mains
d'un Charlatan, dont elles font les
dupes, & qui tout à la fois leur ôte
la vie & leur escamote leur ar-
gent. Il est surprenant que des hommes raisonnables puissent s'imaginer, que quelques methodes ou
medecines seroient capables de guerir en peu de temps, ou même
de soulager sensiblement une maladie, qui peut-être est venue au
monde avec eux, & qui est mêlée
dans les principes de leur être, ou
au moins qui peut avoir eté dix
ou vingt ans à se produire par les
excès ou par un regime indiscret.
Je ne sçai point de comparaison
plus propre à éclaircir ceci, que
celle du revenu annuel d'un bien,
qui suffit precisément pour entretenir une personne des choses necessaires à la bienseance, dans une
abondance & une propreté raisonnable. Si celui qui auroit un bien

pareil, dépenſoit tous les ans le
revenu de dix ou de vingt années,
& qu'après il tâchât de recouvrer
ſa dépenſe avant que d'aller en
priſon ou de mourir de faim; ne
le prendrions-nous pas pour un
fou s'il s'imaginoit qu'en retranchant, menageant, ou epargnant,
& même qu'en joignant à cela un
travail journalier, il regagneroit &
remettroit en peu de mois ou d'années ſon bien dans ſon premier etat.
Non, il faut qu'il travaille, & qu'il
s'epargne pendant pluſieurs années;
& le temps requis, ſera toujours
proportionné à la valeur de ſes premieres depenſes, & de ſon epargne
preſente. C'eſt-à-dire, ſi ſes depenſes n'etoient que petites, & ſon epargne conſiderable, le temps ſera
plus court par rapport au temps
auquel il continuoit ſes grandes
depenſes. S'il diſcontinue d'epar-
gner conſiderablement, il faut certainement qu'il meure de faim, ou

qu'il aille à la fin en prison ; & s'il commence à épargner quand il le faut, il recouvrera certainement le tout ; mais le tout depend du travail, du menagement, & du temps propre. Les excès, & un regime indiscret, ruinent la santé ; qui sans un remede propre, comme sont le travail & l'abstinence, causeront certainement des maladies, ou la mort. Et il faut continuer ces remedes pendant un temps proportionné aux grands excès, ayant toujours égard au travail & à l'abstinence. La plûpart des maladies chroniques ont pour leur principe, des fluides corrompus, & des solides ruinés, comme on l'a fait voir. Une mauvaise disposition de l'estomach, & les organes alimentaires ou les engendrent, ou les accompagnent. Supposez, par exemple, que le cas soit une disposition scorbutique, & qu'elle se manifeste par des pustules & des enflures aqueu-

ses, par des taches jaunes & noires
sur la peau , par un sang épais ,
visqueux , & rhumatique , un foie
bouché , & un epanchement continuel du fiel, par une oppression
des esprits , par un manque d'appetit & de digestion, & de là une
dissipation, une lassitude & une inquietude, &c. ce que j'ai souvent
trouvé dans nos bons vivans, qui
etoient nés vifs, vigoureux, & pleins
de santé ; je ne connois aucun remede dans la nature pour soulager & guerir efficacement cette maladie , que des vomitifs moderés ,
& des purgations d'estomach souvent reïterées ; comme la bile, qui
certainement degenere en flegme ,
avant que la cure soit faite ; car le
flegme n'est qu'une bile plus hu-
mectée, ou la partie plus grossiere
du serum seul, comme la bile est
celle de tout le fluide arteriel ; &
quand la bile est devenue flegme ,
la cure est à moitié avancée , une

partie des fluides etant deja puri-
fiée, & le foie libre & ouvert : comme la bile, dis-je, & le flegme élevent & chargent les paffages alimentaires ; les chofes améres &
arómatiques, & l'acier diverfifié &
ordonné felon la force du maladé,
tous ces remedes ont perdu leur
vertu ; il faut prendre long-temps &
opiniâtrément les Eaux Minerales
& d'Arquebufade, faire un exercice
continuel , fe nourrir d'alimens
modiques, legers, & rafraichiffans ;
& ufer d'un regime convenable &
conftant. Le malade fe plaindra
fouvent, Quoi ! toujours des vomitifs & des chofes améres ! toujours
galoper & jeûner ! les vomitifs ne
foulagent que peu de jours, mais
ne gueriffent pas : Je fuis dans un
auffi mauvais etat, que je fus jamais,& aprês quelques mois de perfeverance, je me trouve tout de
même , que quand j'ai commencé. Il faut chercher de nouveaux

Medecins ; & il faut ou qu'ils soient
cassés, s'ils poursuivent les mêmes
desseins, (ce qu'ils feront, s'ils sont
honnêtes gens) ou s'ils ne le sont
pas, qu'ils ordonnent des choses
qui ne peuvent faire ni bien ni mal,
ou qui actuellement feront du mal,
pour être payés. (Car il n'y a point
de miliéu.) Jusqu'à ce que le pauvre miserable ait couru toutes les
Facultés, & se soit mis enfin entre
les mains des Charlatans. Il est vrai,
que quand la nature a commencé
de jetter les parties grossieres &
visqueuses sur les glandes lâches &
spongieuses, elle continue de le faire, jusqu'à ce qu'elle ait privé toute
la masse de flegme : chaque vomitif nouveau, fera place à un autre ;
& tant qu'il reste quelque humeur
visqueuse, il n'y a point d'autre remede ; on ne sçauroit non plus découvrir le declin de la maladie si
certainement par aucune voie, que
par la diminution de la quantité de

flegme que l'on tire, & parce qu'il
faut plus de temps pour le tirer. Il
en est de cela, comme d'un vaisseau
d'huile & d'eau mêlées ensemble;
le moyen seur de separer l'huile de
l'eau, est de l'écumer quand elle
vient dessus. Tant qu'il y restera de
l'huile, elle surnagera toujours, si
vous lui donnez le temps de se dé-
barrasser des parties de l'eau, dans
lesquelles elle est engagée. Et alors
vous pourrés separer entierement
le melange visqueux. Jamais grand
dessein ne reüssit dans la vie, que
par le temps & la patience, & par
la poursuite continuelle des moyens
les plus naturels & les plus approu-
vés, qui conduisent à cette fin. La
nature ne travaille pas par des sauts
& des écarts soudains ; mais elle
marche d'un pas constant & reglé,
fortement & doucement, & c'est la
nature qui est le veritable Medecin :
l'Art ne fait qu'éloigner les obsta-
cles, arrêter les violences, & solli-

citer doucement la nature à aller
où elle tend. Ceci demande du
temps & de la patience. *Tempus edax
rerum.* Elle confumera tres-certainement les maladies chroniques,
fi on ne les nourrit pas ; nulle autre chofe ne peut le faire.

§. 13. Enfin, la Providence nous
a fait des graces & des faveurs au
de là de toute expreffion, en nous
fourniffant un foulagement certain,
s'il n'eft pas un remede, à nos peines & à nos plus grandes miferes.
Quand notre patience eft à bout,
& que nos douleurs font enfin de-
venues infupportables ; nous avons
toujours une medecine toute prête,
qui non-feulement eft un foulagement prefent, mais je puis dire,
un miracle continuel. Il n'y a que
ceux qui en ont eu le plus de befoin,
& qui ont fenti fon fecours benin
dans leurs tourmens, qui puiffent
mieux raconter fes effets admira-
bles, & la grande bonté de celui

qui nous en a fait present. Je veux
dire *l'Opium*, & le *Laudanum*, sa so-
lution, qui etant ordonnée à propos, & menagée prudemment, est
le soulagement le plus seur & le
plus prompt dans les plus grandes
douleurs. On peut tirer la maniere
de ses operations, des remarques
que j'ai faites dans le Traité precedent. La douleur resserre & retrecit les fibres animales. Elle agit comme un coin en dechirant, divisant,
& mettant en pieces ces petits filamens; elle leur fait dans un corps
vivant, ce que les pointes des sels
font à toutes les substances animales, que l'on garde pour manger;
elle les roidit, les endurcit, & les
retrecit. Les fibres des animaux vivans etant pliables & elastiques,
quand un corps dur & pointu les
penetre, ce qui arrive dans toutes
les douleurs du corps, les parties
ayant naturellement le pouvoir de
se resserrer, évitent ce corps, s'é-

loignent & fe retirent, autant qu'elles peuvent, de l'inftrument qui les
bleffe. Ceci paroît dans la grande
balafre d'une playe, faite à travers
les fibres d'un mufcle ; dans la pente
continuelle vers l'autre côté, quand
quelque partie d'une perfonne fouffre ; dans les crampes & les convulfions , & même quelquefois dans
les fievres caufées par une douleur
tres-aigüe. Le plaifir, au contraire,
relâche les fibres par un toucher
agreable , doux & flatteur, ou
(comme les Mathematiciens s'ex-
priment) par un attouchement
doux & harmonieux. Il agit fur les
fibres comme deux inftrumens de
Mufique montés à l'uniffon agiffent
l'un fur l'autre, & en les touchant
& les amoliffant , il les relâche à
la fin entierement & les détend.
Les parties des fibres courent après,
& le pourfuivent ; & enfin rompent
en quelque maniere leur union, .
pour atteindre à un toucher fi agrea-

ble. Quelques personnes ont eu le pouvoir d'adoucir la douleur en frottant doucement de leurs mains la partie affligée ; ce qui étoit en quelque maniere vrai du *Docteur touchant.* Des huiles douces, & de simples émolliens, joints à une petite chaleur, relâcheront les fibres reſſerrées, & adouciront le mal. Les lits & les habits moux, & les bains tiedes, relâcheront & affoibliront tout le corps. Or, puiſque la douleur retrecit les fibres animales, & puiſque l'Opiat, (donné dans une doſe convenable) ſoulage infailliblement la douleur, je ne vois point comment il peut l'effectuer, qu'en relâchant & détendant ces fibres, autant, ou preſque autant, que la douleur les retrecit & les reſſerre. Et afin que nous puiſſions voir par pluſieurs effets de l'Opiat, que ce fait-ci eſt reel. 1. Il n'y a rien de ſi efficace, ni de diaphoretique ſi leur que l'Opiat. Rien ne cauſe une

sueur plus abondante , particulierement si l'on y joint des volatiles ,
& qu'on l'excite en buvant beaucoup de foibles liqueurs chaudes.
Ceci ne peut se faire que par la
relaxation des fibres de la peau , &
des glandes qui servent à la transpiration. 2. Rien ne diminue tant l'appetit , & rien n'affoiblit tant les premieres digestions , que le frequent
usage de l'Opiat ; de sorte que la
plùpart de ceux qui en ont pris une
dose un peu forte, manquent rarement de sentir une envie de vo-
mir , & ne se soucient jamais de
manger pendant un temps considerable aprês , jusqu'à ce qu'il ait
fait son effet ; ce qui est une marque évidente que l'estomach & les
boyaux sont relâchés. 3. Rien n'excite tant l'éruption de la petite verole
& de la rougeole, l'expulsion de la
pierre & du fœtus ; les mois , & les
purifications du sexe aprês les couches, que l'Opiat ; de sorte que dans

les couches difficiles, il est à present la seule ressource des Accou-
cheurs ; & quand il est joint aux volatiles il emportera le travail d'enfant le plus fort & le plus doulou-
reux dans les temperamens les plus
foibles & les plus languissans. Il ne
peut produire ces effets qu'en relâchant les fibres, que la douleur
avoit resserrées , & avoit en quelque maniere privées de leur elasticité. 4. Rien n'appaise, & n'arrête
si vite & si seurement les crampes,
les convulsions, & les accès hysteriques, que l'Opiat. Et tout le monde sçait qu'ils proviennent des con-
tractions violentes, & du retrecisse-
ment des fibres musculaires. L'O-
piat produit tous ces effets, & plusieurs semblables, en détendant &
relâchant ces fibres, qu'une douleur aigüe avoit retrecies, & en
leur donnant du relâche de leurs
tourmens, & par ce moyen en laissant travailler tranquillement la nature,

ture, qui eſt le ſeul vrai Medecin.
Je m'imagine que la maniere dont
il arrête la purgation, & guerit une
diarrhée, c'eſt en emportant les
humeurs aqueuſes & ſubtiles qui
ſont dans les boyaux, par la tranſpiration que l'*Opium* excite exceſſi-
ment; en tranquilliſant ces ſpaſmes
& ces convulſions, & en adoucif-
ſant ces picotemens & ces ſtimula-
tions que les purgatifs excitent; &
en calmant la violence du mouvement periſtaltique des boyaux,
qui precipite ce qu'ils contiennent.
Je n'entreprendrai pas ici de déterminer les cas où il eſt à propos
de donner l'Opiat, ni les doſes qu'il
en faut donner. C'eſt l'affaire du
Medecin. Mais je puis dire en general, que toutes les fois que la douleur eſt aigüe & inſuportable, quand
elle expoſe aux convulſions, à la
fievre, ou à l'inflammation; après
avoir fait agir les evacuations propres & ordinaires, comme ſont la

Q,

saignée, les veficatoires, les ventoufes, les purgatifs, ou les lavemens, comme le cas le demandera ou le permettra, l'Opiat alors
foulagera tres-certainement, & on
peut le donner feurement. Si le mal
eft accompagné de vomiffement,
l'*Opium* folide fera mieux ; parce
qu'il fera dans un plus petit volume, & ne fera pas rejetté fi vite. Si
le cas où il n'y a point de vomiffement demande un prompt
foulagement, alors le *Laudanum* fe
repandra plus vite dans toutes les
parties du corps ; parce qu'etant
liquide & joint à un vehicule fpiritueux, il effectuera plus-tôt le deffein
qu'on a, il elevera davantage les efprits abbatus, & penetrera plus avant
& plus vite. Dans les cas ordinaires
un vehicule vineux fuffira, parce
que l'*Opium* fe diffout mieux dans
le vin pour faire le *Laudanum*. Il
y a quatre cas, dans lefquels il eft
abfolument & extremement ne-

ceſſaire ; dans la colique ; la pierre ;
les durs travaux, aprês les purifications lentes des couches & des
mois du ſexe, particulierement ſi
elles ſont accompagnées de douleurs violentes, comme il eſt ordinaire en de pareils cas ; & dans
la goute & le rhumatiſme. Dans
le premier, il faut toujours le donner avec quelque purgatif d'eſtomach, comme l'*elixir ſalutis*, ou la
teinture de *hiera picra*, avec du
ſyrop de Nerprun ; & à ceux qui
ont les boyaux tendres, avec de la
teinture de Rhubarbe, particulierement ſi la colique eſt dans les plus
bas boyaux, & qu'il n'y ait point
de vomiſſement ; auquel cas un
vomitif artificiel a du preceder, ſi
les circonſtances ne le deffendent
pas. Dans la pierre, on doit le donner avec de l'huile d'amandes-dou-
ces, ou dans quelque douce emul-
ſion, pour adoucir les parties. Dans
les deux derniers cas, il faut tou-

jours le donner avec des volatiles propres, antihiſteriques, & attenuans. Dans une douleur violente & aigüe, la premiere doſe doit être copieuſe, au moins depuis trente juſqu'à quarante-cinq goutes de *Laudanum* liquide, ou ſon equivalent en *Opium*, depuis deux grains & demi, juſqu'à trois & demi; & après on doit l'augmenter de quinze goutes de liquide, ou d'un demi grain de *Laudanum* ſolide chaque demie-heure, juſqu'à ce que la douleur commence à ceſſer ; & alors on doit s'abſtenir entierement d'en donner. Et de cette maniere on viendra à ſon but, ſans aucune crainte d'avoir donné la doſe trop forte. Et la verité eſt, qu'il y a moins de danger en cela, qu'on ne ſçauroit s'imaginer. Car ceux qui meurent d'une doſe trop forte de *Laudanum* dans l'opinion du Monde, n'auroient vêcu que peu de jours s'ils n'en avoient point pris. Car il

y a des perfonnes qui fe font ac-
coutumées à prendre deux dragmes
d'*Opium* folide, c'eft-à-dire, près de
fix onces de *Laudanum* liquide par
jour. Et je connois un Gentilhomme qui en prit près de trois onces
en une fois, au lieu d'*elixir falutis*,
& avant cela il n'en avoit jamais
pris de fa vie ; & quoiqu'il lui af-
foiblît extremement l'eftomac pendant quelque temps, & qu'il en fut
appefanti & affoupi prefque pendant un mois, cependant il fe porta
bien, & vit encore à ce que je crois,
quoique la chofe foit arrivée depuis plufieurs années. Si la dofe
precedente fut rejettée par le vomiffement, on peut fuppofer que
la troifieme partie demeura ; &
alors on peut proportionner les
dofes fuivantes convenablement.
La difference des temperamens ne
fera pas ici une grande alteration ;
puifque les perfonnes tres-foibles,
fouffrent rarement des douleurs

tres-violentes, ce qui est le seul cas
que j'examine ici.

§. 14. Enfin, pour en venir à la
conclusion de cet Ouvrage, le grand
secret & le seul moyen de prolonger la vie, est de tenir le sang & les
sucs rarefiés, & dans un etat de
fluidité convenable : par ce moyen
ils pourront faire, avec le moins
d'obstacle & de resistance qu'il est
possible, leurs tours & leurs circu-
lations à travers les fibres animales ; c'est en quoi la vie & la santé
consistent. Malgré tout ce que nous
pouvons faire, le temps & l'âge
fixeront & roidiront nos solides.
Notre constitution originaire rend
ceci inevitable & necessaire. Comme dans le grand monde, la * quantité des fluides diminue tous les
jours ; ainsi dans notre petit monde
après un temps limité, l'appetit &
les digestions manquant, les fluides
diminuent, & sont employés à re-

* Voyez les Principes du Chevalier Newton.

parer continuellement les solides,
& de cette maniere ils perdent leur
nature, se roidiffent, & se durciffent.
Car en s'infinuant dans les pores
des solides, & dans les interstices de
leurs parties, en retreciffant & fer-
mant les petits vaiffeaux qui cha-
rient la nourriture dans la substance interieure des solides, & les privant de cette maniere de leur moiteur & de leurs sucs ; ces solides
viennent à la fin à se durcir, à se
roidir, & à se fixer, & perdent ainsi
leur elasticité. Tout ce procedé est
mechanique & neceffaire. L'âge &
le temps, en affoibliffant les conco-
ctions, en diminuant la chaleur
naturelle, qui consiste dans la circulation vive & etendue des sucs,
en changeant ces sucs en des substances solides, & en les privant de
leur elasticité convenable ; les fluides circulent avec moins de viteffe
& de force, & ils atteignent rarement les extremités, & les plus pe-

tits vaiffeaux, mais ils paffent dans les plus ouverts & les plus larges vaiffeaux , par leurs plus petites branches laterales. Que fi avec ces circonftances inevitables & fans remede, tant la partie nutritive, que la fereufe & globulaire du fang, devient vifqueufe, épaiffe, & gluante , il faut à la fin que la circulation s'arrête,& qu'elle ceffe entierement. Or il eft certain qu'il eft en quelque façon en notre pouvoir d'entretenir les fucs dans un état convenable de fluidité & de raréfaction, s'ils ne font pas corrompus à un extrême degré , en forte que le temps qui nous refte à vivre , ne foit pas trop court pour un travail fi ennuyant. Nous pouvons certainement delayer & rarefier tout fluide, qui a une entrée & une iffue. Et plus la liqueur qui circule eft fluide, c'eft-à-dire, plus fes parties font petites & fines, moins elle aura befoin de force pour paffer & pour

continuer fon mouvement. Et dans
les corps animaux, plus les fucs font
deliés & fluides , non-feulement
moins ils circuleront avec force,
avec refiftance & avec peine, mais
plus long-temps même ils conferveront les folides, & les empêche-
ront de fe roidir & de fe durcir. Il
n'y a point d'erreur plus grande,
ni plus pernicieufe, que ce que
l'on croit communément, que le
fang delié & rare eft un fang pauvre ; ce qui n'effraye pas moins
le vulgaire, que la pauvreté &
la difette de biens : car, au contraire le fang le plus rare, & le
plus fluide, eft le plus riche &
le plus pur ; c'eft-à-dire, le meilleur
(fi les termes de riche & de bon
veulent dire la même chofe.) Car
dans les perfonnes attaquées d'hy-
dropifies, d'anafarques, de cacochy-
mies, & de fcorbut, tant la partie
fereufe que la partie globuleufe du
fang eft epaiffe, gluante, & âcre ;

de sorte que le sang ne peut passer à travers les petits vaisseaux , & n'y peut être contenu long - temps ; mais il les irrite, les écorche, & les corrode : & ainsi ses parties au moins les plus rares tombent dans les cavités , & engendrent une hydropisie ; ou arrêtent & bouchent ces petits vaisseaux , & de là vient l'anasarca , ou le scorbut. Dans tous ces cas, la partie sereuse est surchargée de sels urineux, & devient un parfait *Lixivium ;* de sorte que par sa grosseur elle ne peut pas couler dans les globules , pour faciliter la circulation à travers les capillaires ; car ces petits globules elastiques, en tournant d'une maniere ovale & oblongue , facilitent à merveille la circulation des sucs à travers les petits passages : pour la partie rouge ou globuleuse , elle se change en un vrai gâteau de glu ; ainsi la quantité du *Serum* est augmentée , & la quantité de la partie

globuleuſe diminuée par degrés. Et
en ce ſens, à cauſe de la plus grande proportion du *Serum*, cet etat
du ſang peut être appellé *rare* &
delié ; mais on ne peut en aucun
ſens l'appeller *bon ſang*. On doit
toujours prendre pour le meilleur
ſang, celui qui eſt le plus rare &
le plus fluide ; comme etant com-
poſé de parties tres-fines & tres-
petites, qui coulent plus vite dans
les globules rouges, & circulent plus
facilement à travers les vaiſſeaux
capillaires, ce qui eſt le plus ſolide
fondement d'une bonne ſanté &
d'une longue vie. Or comme il n'y
a rien de plus nuiſible que de ſui-
vre ſon appetit, en mangeant des
viandes fortes & de haut goût, que
les facultés digeſtives ne peuvent
rompre ni diviſer en des parties
aſſez petites pour couler dans les
globules rouges, ou circuler dans
les petits vaiſſeaux ; mais qui les
chargent trop de ſels urineux, qui

O vj

coulant en foule, bouchent premierement, & ensuite rompent ces
petits vaisseaux ; & de s'abandonner à de fortes liqueurs, qui font
parbouillir & rongent les fibres tendres & delicates des solides ; comme il n'y a rien, dis-je, de plus nuisible que de continuer long-temps,
& de persister opiniatrément dans
de tels excês, rien qui puisse mieux
engendrer un etat pareil de fluides
& de solides, rien par consequent
qui puisse plus tôt produire une cacochimie qui peut degenerer en
hydropisie, ou en quelqu'autre fatale maladie chronique, selon les
dispositions du corps & la forme
& le temperament de la personne.
Car ceux qui se font nourris maigrement, & qui ont seulement bu
des liqueurs minces & peu fortes,
n'ont jamais eu d'hydropisie., si
leurs solides ont eté originairement
fermes., & si leurs fluides n'ont pas
eté atteints de quelque acrimonie

hereditaire. De maniere que je ne
connois rien fous le Ciel, qui puiffe
effectuer folidement & pleinement
l'etat contraire du fang & des fucs,
pour les rendre rares & doux, & les
entretenir dans un flux continuel,
que de prendre les mefures contraires, & de garder un regime conftant
d'une nourriture mince, fluide, &
maigre. Nous n'avons point de
meilleur moyen, pour humecter
& nettoyer un vaiffeau plein de
mêlanges groffiers, gluans, & fales,
qui n'a qu'une petite entrée & une
petite iffue; que d'y verfer un fluide mince, clair, & infipide, & de
le fecouer fouvent. Il en eft de
même du corps animal. Jamais le
voluptueux, le faineant, ne vêquit
long-temps, à moins qu'il n'ait eté
originairement pêtri de fer. Et même alors, comme fa vie a eté plus
pleine de mifere & de peine, que
ne le fut jamais celle d'un fobre
Galerien : fa fin, & les derniers mo-

mens de sa vie, ont été remplis de
tourmens, d'horreur, & de deses-
poir. Et quoi qu'il n'ait eu ni l'espe-
rance ni la consolation d'un Martyr; cependant ses souffrances ont
eté beaucoup plus grandes & plus
rudes. Tous ceux qui ont vêcu long-
temps & sans beaucoup de douleur,
ont vêcu maigrement & dans l'abstinence. Cornaro prolongea sa vie,
& conserva ses sens, en se laissant
presque mourir de faim dans ses
derniers jours; & quelques autres
ont fait la même chose. Il est vrai
que par ce moyen ils ont en quelque maniere affoibli leur force naturelle, & moderé le feu & le flux
de leurs esprits : mais ils ont con-
servé leurs sens, affoibli leurs peines, prolongé leurs jours, & se sont
procuré un passage doux & tranquille en l'autre vie. Des purgatifs domestiques souvent reïterés, un exercice convenable, & l'usage de quelques autres moyens ordonnés dans

le Traité precedent, contribueront beaucoup à cette fin. Mais le fondement en doit être posé, continué, & terminé dans l'abstinence ; & quoi que ce ne soit pas dans un jeûne absolu, (car il n'est nullement requis, & même seroit prejudiciable) cependant il faut qu'elle consiste dans une nourriture mince, pauvre, legere, & maigre. Tout le reste sera insuffisant & impuissant sans cela. Et cela seul, sans ces autres choses, suffira pour prolonger la vie, aussi long-temps que, par la constitution naturelle du sujet, elle etoit destinée à durer, & rendra le passage aisé & tranquille. Ce sera comme une lampe qui s'éteint faute d'huile.

Regles mêlées, pour la conservation
de la santé, & la prolongation
de la vie.

1. Les maladies chroniques du

rent long-temps ; elles ufent le temperament à loifir , & font accompagnées d'un pouls lent; au lieu que
les maladies aigües finiffent bien-
tôt, ou par la mort ou par le retabliffement de la fanté , & font accompagnées d'un pouls vite.

2. Le Scorbut eft la racine de la
plùpart des maladies chroniques de
la Nation Britannique ; & c'eft une
confequence neceffaire de fa maniere de vivre , & de la coutume
qu'elle a de fe nourrir prefque entierement de viande & d'alimens
animaux , & de boire tant de fortes liqueurs.

3. Les femmes qui ont les nerfs
foibles , font fujettes à faire de fauffes couches. Leur danger s'augmente en vivant trop graffement , & par
des faignées indifcretes. Le feul remede pour elles , eft de boire de
l'eau de Briftol & du vin rouge ,
avec une nourriture maigre & legere , fortir & prendre l'air , fe fer-

vir d'emplâtres aftringens, & d'autres Medecines convenables pour fortifier leurs inteftins.

4. Comme les facultés digefti-ves des perfonnes foibles & maladives s'affoibliffent en Hyver, & fe recouvrent en Eté ; elles devroient foigneufement proportion-ner la quantité & la qualité de leur aliment, à la force de leur eftomach dans les faifons differentes.

5. Moins & plus legerement on fera habillé, plus robufte on deviendra. Se fervir de flanelle, & fe couvrir beaucoup le jour & la nuit, relâche les fibres, & excite la fueur, au lieu de la tranfpiration naturelle & utile.

6. Les perfonnes foibles, fedentaires, & attachées à l'étude, devroient fe razer fouvent la tête & le vifage, fe laver de même & fe racler les pieds, & fe rogner les ongles.

7. Ceux qui lifent & ecrivent

beaucoup, doivent le faire debout, ou dans une posture aussi droite qu'il se peut. Et ceux qui peuvent vaquer à quelque partie de leurs etudes en marchant, devroient le faire.

8. Ceux qui sont gras, pesans, & d'une taille fort haute, doivent eviter toute sorte de boisson, forte & foible, & même de boire de l'eau autant qu'il est possible. Et si leur manger est de vegetables & de jeunes animaux, ils auront tres-peu besoin de liqueur.

9. Les vieillards doivent (1.) se garder soigneusement de toutes les injures du temps; & (2.) diminuer par degrés la quantité & la qualité de leurs alimens, à proportion de ce qu'ils avancent en âge, même avant qu'un estomach ruiné les y force.

10. Comme les maladies chroniques ne viennent pas tout d'un coup, aussi ne peuvent-elles pas être

gueries promptement. Une corruption qui ne se forme que par degrés,
doit être traitée & guerie par degrés. C'est une chose contraire à la
nature des maladies chroniques, de
les guerir promptement.

11. Dans toutes les douleurs aigües & violentes, l'*Opium* est le souverain remede , particulierement
dans la colique, la pierre, la goute, le rhumatisme , & l'enfantement
difficile. Il opere en relâchant &
détendant les fibres retrecies & resserrées par la douleur.

12. Le grand secret pour conserver la santé & prolonger la vie, est
de tenir le sang, & par consequent
les autres sucs du corps, dans un
degré convenable de fluidité.

CONCLUSION.

POur conclure, sans tirer avantage de la revelation, qui dans
un sens relatif même à nos corps

mortels, a mis au jour la vie & l'immortalité ; si seulement on obser-
voit les preceptes des Philosophes
payens,

— *Servare modum, finemque tueri,*
Naturamque sequi.

Si les hommes vouloient feulement garder la mediocrité dans
leurs passions , leurs cupidités, &
leurs desirs ; si dans toutes leurs
pensées, leurs paroles , & leurs actions, ils consideroient seulement,
je ne dis pas la fin de leur être & de
leur existence ici, mais la fin à laquelle leurs pensées, leurs paroles,
& leurs actions tendoient dans leur
dernier but; & enfin , si en s'abandonnant à leurs passions & à leurs
desirs, ils suivoient les mouvemens
innocens de la nature, & ne la pous-
foient pas au delà de ses demandes, ou ne la retenoient pas trop
violemment dans son penchant in-

nocent; ils jouiroient d'une meilleure santé qu'ils ne font ; ils auroient leurs sensations plus délicates, & leurs plaisirs plus exquis ; ils
vivroient avec moins de peine , &
mourroient avec moins d'horreur.
Car si ce n'avoit eté la débauche, l'intemperance, & la fureur
de satisfaire les passions & les con-
voitises, qui premierement ont gâté
& ruiné la complexion des Peres,
qui par ce moyen n'ont pu communiquer à leurs enfans qu'une
carcasse maladive, caduque, & d'un
mauvais temperament ; de sorte
que les ames vicieuses, & les corps
putrifiés, joints à la diminution du
Monde, sont arrivés à leur plus haut
degré ; sans cela, dis-je, le grand
nombre de maladies, de douleurs,
& de miseres, de vies si malheureu-
ses, & de fins si miserables , que
nous voyons aujourdhui parmi les
hommes, ne seroient jamais arri-
vées. Et même dans cet état-ci de

la nature déchue, si nous avions
suivi les preceptes de la Nature &
de la Raison, pour ne pas dire de
la Religion; nous aurions pu passer
nos jours sans douleur, au moins
sans maladies chroniques, si ce n'eût
pas eté dans des plaisirs innocens;
nous aurions pu conserver nos sens
libres, & nos facultés raisonnables,
claires & épurées, jusqu'à l'extreme
vieillesse; & enfin quitter ce monde en paix, comme une lampe qui
s'éteint faute d'huile. Que les esprits forts & les rouges trognes,
les plaisans & les railleurs, s'applau-
dissent tant qu'ils voudront dans le
calme & la tranquillité dont ils se
font honneur ; qu'ils satisfassent
pleinement leurs passions, leurs cupidités, & leurs desirs, & qu'ils me-
prisent l'avenir, & les cris plaintifs
que les douleurs font pousser : j'ose
m'assurer que quand la farce sera
jouée, & que les derniers momens
approcheront, ils prefereront une

vie reglée de la maniere qu'on la décrite ici, & une fin aussi tranquille, à tous les plaisirs de la débauche & de la sensualité, & aux rodomontades d'une fausse & d'une ignorante sécurité.

FIN.

TABLE

De ce qui eft contenu dans ce Livre.

INTRODUCTION.

CHAPITRE PREMIER.

De l'Air.

CHAPITRE SECOND.

Du manger & du boire.

P v

CHAPITRE TROISIE'ME.

Du sommeil & des veilles.

P vj

CHAPITRE QUATRIEME.

De l'exercice & du repos.

CHAPITRE CINQUIE'ME.

Des evacuations, & de leurs obstructions.

CHAPITRE SIXIEME.

Des Passions.

___

CHAPITRE SEPTIE'ME.

Qui contient diverses remarques qui n'ont pu se rapporter sous les Chapitres precedens.

Q

Q ij

Fin de la Table.

APPROBATION·

J'Ai lu par ordre de Monseigneur le Garde des Seaux ce Manuscrit intitulé *Eßai sur la santé*, *&c.* par *M. Cheyne*, *&c. traduit de l'Anglois*. je l'ai trouvé excellent, tres-utile par rapport à la matiere qui y est traitée ; surtout après les corrections qui y ont eté faites dans les choses qui s'écartoient des principes de la Foi Catholique, lesquelles corrections j'ai paraphées à la marge du Manuscrit. A l'égard de certains remedes & de leurs formules, qu'on y trouve, comme l'usage n'en convient pas également à toute Nation , il faut consulter les habiles Medecins là-deſſus. Fait à Paris le 25. Janvier 1725.

WINSLOW.

PRIVILEGE DU ROI.

LOUIS PAR LA GRACE DE DIEU, ROI DE FRANCE ET DE NAVARRE, à nos amez & feaux Confeillers, les gens tenans nos Cours de Parlement, Maître des Réquêtes ordinaires de notre Hotel, Grand Confeil, Prevôt de Paris, Baillifs, Senechaux, leurs Lieutenans Civils, & autres nos Jufticiers, qu'il appartiendra, SALUT : notre bien Amé JACQUES ROLLIN Libraire à Paris, Nous ayant fait remontrer, qui lui auroit été mis en main un Manufcrit, qui a pour Titre : *Effai fur la fanté & fur les moyens de prolonger la vie* ; qu'il fouhaitteroit faire imprimer & donner au Public ; S'il nous plaifoit lui accorder nos Lettres de Privilege fur ce neceffaires : A ces Caufes, voulant traiter favorablement ledit Expofant ; Nous lui avons permis, & permettons par ces Prefentes, de faire imprimer led. Livre, en tels volumes, forme, marge, caractere, conjointement ou feparement, & autant de fois que bon lui femblera, & de le faire vendre & debiter par tout notre Royaume, pendant le temps de huit années confecutives, à compter du jour de la date defdites Prefentes; Faifons defenfes à toutes perfonnes, de quelque qualité & condition qu'elles foient, d'en introduire d'Impreffion etrangere dans aucun lieu de notre Obeiffance; Comme auffi à tous Libraires, Imprimeurs & autres, d'imprimer, faire imprimer, vendre, faire vendre, debiter, ni contrefaire ledit Livre en tout ni en partie, ni d'en faire aucuns Extraits fous quelque pretexte que ce foit, d'augmentation, correction, changement de Titre,

ou autrement , fans la permiffion expreffe & par
ecrit dudit Expofant, ou de ceux qui auront droit
de lui , fous peine de confifcation des Exemplaires contrefaits , de quinze cent livres d'amende
contre chacun des contrevenans , dont un tiers à
Nous, un tiers à l'Hotel Dieu de Paris , l'autre
tiers audit Expofant, & de tous depens , dom-
mages, & interêts; à la charge que ces Prefentes
feront enregiftrées tout au long fur le Regiftre
de la Communauté des Libraires & Imprimeurs
de Paris , & ce dans trois mois de la date d'icelles ; que l'Impreffion de ce Livre fera faite
dans notre Royaume & non ailleurs , en bon pa-
pier & en beaux caracteres, conformément aux
Reglemens de la Librairie ; Et qu'avant que de
l'expofer en vente, le Manufcrit ou Imprimé qui
aura fervi de copie à l'impreffion dudit Livre,
fera remis dans le même etat où l'Aprobation
y aura eté donnée, és mains de notre tres-cher &
feal Chevalier Garde des Sceaux de France , le
fieur Fleuriau Darmenonville Commandeur de
nos Ordres ; & qu'il en fera enfuite remis deux
Exemplaires dans notre Bibliotheque publique ,
un dans celle de notre Château du Louvre, & un
dans celle de notredit tres-cher & feal Chevalier
Garde des Sceaux de France le fieur Fleuriau Darmenonville Commandeur de nos Ordres , le tout
à peine de nullité des Prefentes ; Du contenu def-
quelles vous mandons & enjoignons, de faire
jouir l'Expofant ou fes Ayans caufe pleinement
& paifiblement , fans fouffrir qu'il leur foit fait
aucun trouble ou empêchement ; Voulons que la
copie defdites Prefentes, qui fera imprimée tout
au long au commencement ou à la fin dudit Livre foit tenue pour duement fignifiée; & qu'aux
copies collationnées par l'un de nos amez &
feaux Confeillers & Secretaires foi foit ajoutée,

comme à l'Original ; Commandons au premier notre Huiſſier ou Sergent , de faire pour l'execution d'Icelles tous actes requis & neceſſaires, ſans demander autre permiſſion , & nonobſtant clameur de Haro , Charte Normande , & Lettres à ce contraires ; Car tel eſt notre plaiſir. Donné à Paris le 22. jour du mois de Février , l'an de grace mil ſept cent vingt-cinq, & de notre Regne le Dixieme. Par le Roi en ſon Conſeil,

CARPOT.

Regiſtré ſur le Regiſtre VI. de la Chambre Royale & Sindicale de la Librairie & Imprimerie de Paris. No. 201. fol. 166. conformément aux anciens Reglemens confirmés par celui du 28. Fev. 1723. A Paris le quinze Mars mil ſept cent vingt-cinq.

BRUNET, *Sindic.*

FAUTES A CORRIGER.

Page 34 *ligne* 15 ces animaux, *lisez* les animaux.

Page 51 *ligne* 5 les applications d'esprit, *lisez* l'application d'esprit.

Page 88 *ligne* 22 comme de nerfs, *lisez* comme maladies de nerfs.

Page 99 *ligne* 16 boiveut, *lisez* boivent.

Page 130 *ligne* 20 invariable & inconstante, *lisez* invariable & constante.

Page 264 *ligne* 23 ou les eruptions. Et même tout ulcere, *lisez* ou les eruptions, & même tout ulcere.

Page 315 *ligne* 7 excessiment, *lisez* excessivement.

Imprimé en France
FROC031936060720
24425FR00012B/549